SOMMAIRE

Module 6 Hygiène des locaux hospitaliers

Module 7 Transmission des informations

Module 8 Organisation du travail

SOMMAIRE

Module 1 Accompagnement d'une personne dans les activités de la vie quotidienne

Module 2 L'état clinique d'une personne

Module 3 Les soins

SOMMAIRE

Tout le DEAS

Sous la direction de Kamel Abbadi

Les auteurs

Priscilla Benchimol
Peter Crevant
Catherine De Macedo
Sébastien Derue
Jocelyn Garnier
Amandine Gerbault
Marlène Gratiot
Lucile Guillo
Yamina Kerrou
André Le Texier
Djaida Nessah
Pierre Novacovici
Nadia Ouali
Achour Ouiddir
Régine Tardy
Lénaïck Ramage
Delphine Vauchel
Houriya Zaouch

Accompagnement d'une personne dans les activités de la vie quotidienne

1 Les cycles de la vie

« Succession de phases que traversent un individu ou un groupe depuis leur constitution jusqu'à leur disparition » (Grand dictionnaire de la psychologie, Larousse)
Les cycles de LA VIE constituent l'ensemble des événements/étapes qui ponctuent la vie d'un homme.

1 Les grands besoins

- Nos conduites répondent à des **besoins fondamentaux**.
- Besoin d'existence au sens de pourvoir à ses besoins physiologiques (se nourrir) et de sécurité (vivre sous un toit...).
- Besoin de sociabilité ou de filiation : nous avons besoin des autres pour vivre et être reconnu.
- Besoin de croissance, envie de réussir : toujours plus loin. On veut plus et on cherche à avoir des objectifs afin de s'épanouir.

2 Les grandes étapes de vie

➤ **Période prénatale (avant la naissance) : trois stades (266 jours en moyenne)**
- Stade germinatif (0 à 2 semaines) : l'ovule fécondé s'implante dans l'utérus.
- Stade embryonnaire (3e semaine jusqu'à 2 mois) : développement des organes.
- Stade fœtal (du 3e mois à la naissance) : développement des fonctions et systèmes fondamentaux pour la survie à la naissance.

➤ **L'enfance : trois sous-périodes**
- *Première enfance* (de la naissance à 3 ans) : développement de l'autonomie motrice et du langage (premiers mots).
- *Deuxième enfance* (de 3 à 6 ans) : développement de la personnalité et des processus cognitifs (intellectuels). Le langage a poursuivi son développement jusqu'à la production de phrases complètes.
- *Troisième enfance* (de 6 à 12 ans) : développement des compétences scolaires et d'intégration dans un groupe.

Les cycles de la vie

➤ L'adolescence : deux sous-périodes

- Période pubertaire (jusqu'à 15/16 ans) : modification importante du corps et de l'image de soi.
- Période juvénile (jusqu'à 18/20 ans) : ajustement des comportements au milieu familial et scolaire.

➤ L'âge adulte

- 20-40 ans : période d'engagement dans la vie affective et professionnelle.
- 40-60 ans : période de recherche d'équilibre et de rendement au plan professionnel et social.
- 60/65 ans – à la mort : début de la sénescence (vieillissement), retrait de la vie active.

3 Le processus de crise : mécanisme de base du cycle de la vie

- Que se soit l'étape de la grossesse, de la maternité, de la paternité, de l'entrée de son enfant dans l'adolescence, la personne est confrontée à quelque chose qu'elle ne maîtrise pas encore.
- On peut parler de « crise » au sens où il y a un déséquilibre temporaire auquel il faut faire face :

1. état d'équilibre ;
2. état de vulnérabilité ;
3. état de crise ;
4. sortie de crise : positive, négative, neutre.

4 Les huit crises de la vie d'un individu selon Erikson

Erikson (1950) remarque qu'une personne doit passer par une suite de stades qu'on peut appeler « crises psychosociales » caractéristiques de chaque âge de la vie et dont l'issue est déterminant pour l'épanouissement de l'individu.

► **Les crises psychosociales de Erickson et cycle de la vie**

Crise	Période concernée	Description du cycle	Exemple du cycle/Risque
1re crise	1re année de vie	Développement du sentiment de confiance fondamentale ou de méfiance (en fonction de la satisfaction des besoins physiologiques de bases)	Est-ce un enfant désiré ? Comment les parents pensent l'enfant ? **Risques** : Parents peu sécurisants amenant une anxiété massive chez l'enfant qui découvre son environnement et essaye d'apprendre à le maîtriser.
2e crise	Au cours des premiers apprentissages	Développement de l'autonomie ou honte et doute (en fonction de l'accompagnement parental du contrôle de l'enfant sur son corps)	
3e crise	Au cours de la deuxième enfance	Développement de l'affirmation de soi en fonction de l'issu, l'enfant saura prendre des initiatives	
4e crise	Âge scolaire	Confronté à la réussite scolaire, l'enfant développera soit un goût pour le travail ou un sentiment d'infériorité	Confrontation aux groupes (d'autres enfants), apprentissage des règles de communication. **Risques** : Échec scolaire, troubles du développement.
5e crise	Adolescence	Recherche d'identité	Prise de décision pour son avenir professionnel, ses loisirs, ses premiers amours avec les risques. **Risques** : Crise suicidaire, dépression, d'apparition de troubles psychopathologiques.

Les cycles de la vie

Crise	Période concernée	Description du cycle	Exemple du cycle/Risque
6e crise	Jeune adulte	Recherche de l'intimité (développement d'une relation) ou au contraire isolement et replis sur soi	Découverte de la parentalité, de la sexualité. **Risques** : Dépression, anxiété.
7e crise	Quarantaine d'années	S'intéresse à la génération suivante (éducation)	Se pose des questions sur la suite de sa vie, mais aussi sur la manière d'agir sur les générations futures. **Risques** : Anxiété, dépression, appauvrissement des relations sociales.
8e crise	Vieillissement	Bilan de sa propre vie et acceptation de celle-ci comme ce qu'elle a été, sans pouvoir la changer	C'est le cycle de la retraite, d'une redéfinition des objectifs de vie. **Risques** : Dépression, anxiété, peur de la mort, de la maladie.

5 L'ultime cycle de la vie : la mort

Elisabeth Kübler-Ross, psychiatre, qui a travaillé toute sa carrière auprès de mourants, parle de cinq stades principaux lorsqu'une personne est confrontée à l'annonce de sa mort prochaine, le processus de DEUIL.

1. La négation ou le déni : « *Ce n'est pas vrai.* »
2. La colère : « *C'est injuste.* »
3. Le marchandage : « *Si je fais tout ce qu'on me demande, je peux peut être m'en sortir.* »
4. Dépression : « *Je suis tellement triste.* »
5. Acceptation : « *C'est inévitable, je vais mourir.* »

2 Enfance, adolescence, âge adulte, sénescence

1 Le développement de la personne

Trois types de facteurs influencent le développement de la personne

- **Facteurs biologiques** : l'héritage familial est inscrit dans nos gênes, et l'individu n'a que peu de contrôle là-dessus.
- **Facteurs historiques et contextuels** : grandir durant une guerre ou au sein d'une famille bourgeoise, par exemple, influence le développement de la personnalité et de l'intelligence des enfants et des adultes de même que le fonctionnement des relations familiales.
- **Facteurs personnels** : des changements dans la vie professionnelle, de l'état de santé, les événements traumatiques, le passage en maison de retraite, dans un hôpital... seront vécus de manière différente d'une personne à l'autre.

Ces trois facteurs résument le **modèle bio-psycho-social**.

Modèle bio-psycho-social

La construction identitaire d'une personne (personnalité, capacités intellectuelles, etc.) est le résultat d'une interaction entre des facteurs génétiques, environnementaux et personnels.

2 Nos origines

- 98,7 % de nos gênes sont communs aux grands singes.
- La théorie de l'évolution (*Darwin, 1809-1882*) stipule qu'une personne est le résultat de plusieurs millions d'années.
- Les sciences affirment :
  - qu'il existe des **comportements innés** (génétiques) et **acquis** (environnement) ;
  - que le cerveau est le siège de notre **esprit conscient et inconscient**.

3 Le développement physique

- **Dès la période néonatale**, le fœtus bouge son corps et ses yeux (3e mois) et voit la lumière et les sons (7e mois).

Enfance, adolescence, âge adulte, sénescence

- L'enfance est propice au développement physique.
  - À la naissance, le **contrôle moteur** se développe de haut en bas : contrôle de la tête puis du tronc (4 mois), position assise (entre 5 et 8 mois), quatre pattes (entre 7 et 12 mois), station debout (entre 10 et 14 mois) et enfin la marche (entre 11 et 15 mois). Puis encore après (de 5 mois jusqu'à 9 mois, mais surtout entre 3 et 5 ans), la **motricité fine** (prendre un objet entre ses doigts...) évolue. Se développe aussi les connaissances et représentation de son corps (**schéma corporel**).
  - La force de l'enfant double entre 3 et 11 ans. Sur le plan sensoriel, vers 6-7 ans, la vision et l'audition achèvent leur évolution. Le cerveau achèvera sa formation tardivement vers 20 ans.
- À L'adolescence, le développement physique est alors marqué par 2 grandes modifications :
  - les changements corporels (croissance accélérée, prise de poids) accompagnés parfois des problèmes psychologiques d'acceptation de son image ;
  - l'apparition des caractères sexuels (développement des organes génitaux).
- L'âge adulte : entre 20 et 30 ans, les performances sont maximales (force musculaire, rapidité, dextérité, endurance). Elles vont diminuer lentement jusqu'à 60 ans puis de manière plus marquée. Les capacités sensorielles diminuent lentement jusqu'à 40 ans (l'ouïe perd 10 % de son efficacité entre 20 et 40 ans et encore davantage après).

4 Le développement cognitif

De l'enfance à l'adulte, il y a beaucoup d'étapes pour arriver à un état de maturation intellectuelle.

> **Cognition**
> Ensemble des activités intellectuelles et des processus qui permettent la connaissance.

A Enfance et adolescence

Il existe deux grandes idées pour expliquer le développement de l'intelligence.

- Selon Jean Piaget, le cerveau qui se développe et le besoin d'agir sur son environnement obligent l'enfant à acquérir des compétences spécifiques.
- Selon Vygotski, Wallon, Bruner, les interactions sociales avec les parents et les pairs incitent l'enfant à développer son fonctionnement cognitif.

Jean Piaget parle de 4 stades principaux :

- **Le stade de l'intelligence sensori-motrice** (de la naissance à 2 ans) : il explore les sensations tactiles, les odeurs, les goûts, la vue et développe sa motricité.

Acquisition principale : la permanence de l'objet (l'enfant avant un certain âge pense que l'objet qui est caché à sa vue, n'existe plus).

- **Le stade de l'intelligence pré-opératoire** (de 2 à 6 ans) : l'enfant agit intentionnellement sur les objets (y compris les personnes).

Acquisition principale : le langage.

- **Le stade des opérations concrètes ou de l'intelligence opératoire** (de 6 à 10 ans) : raisonnement de plus en plus sophistiqué sur des d'objets concrets.

Acquisition principale : conservation des quantités (l'enfant apprend que si l'on transvase de l'eau d'un verre large vers un verre étroit, il y aura la même quantité).

- **Le stade des opérations formelles** (de 10 à 16 ans) : pensée abstraite et raisonnement logique (apprend à résoudre des problèmes).

B Adulte et sénescence (vieillissement)

- En prenant de l'âge, nous accumulons des connaissances mais nos capacités cognitives « fluides » (attention, flexibilité) sont parfois moins efficaces.

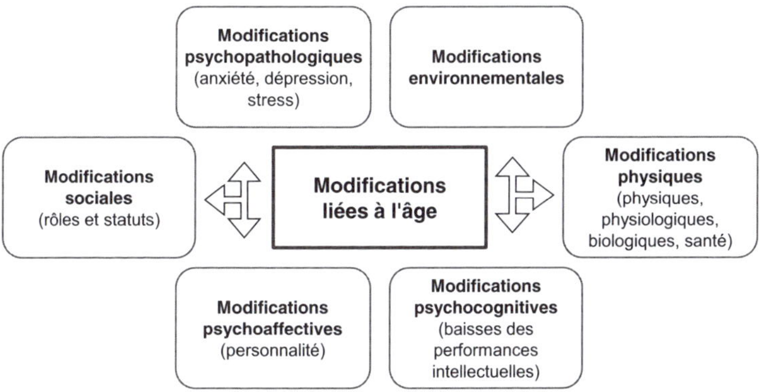

Adapté de M. C. Cély-Nargeot, S. Bayard, C. Derouesné, 2006

5 Développement social : les processus d'attachement et la notion de personnalité

A Les premières interactions avec le nouveau-né

- **À 2 semaines :** le nourrisson présente un intérêt plus grand pour les visages humains.
- **À 3 mois :** le nouveau-né sourit à la perception d'un visage humain.

Parents et nouveau-nés adoptent un langage adapté (forme de danse) :
- le bébé crie, pleure ou sourit et le parent approche, lui parle avec une voix plus aiguë et plus douce, ou le prend dans ses bras ;
- l'enfant réagit à son tour en se blottissant ou en regardant l'adulte dans les yeux.

- **À partir de 6/8 mois,** le bébé va sourire ou manifester son plaisir à un ou deux parent(s) qui vont devenir des **figures d'attachement**. C'est un lieu de sécurité fondamental, sans lequel l'enfant ne sera pas capable d'explorer son environnement physique et social. Il va aussi manifester des pleurs et des cris lors de la séparation.

C'est dans ce contexte qu'il va développer sa personnalité et donc sa manière d'être avec les autres.

B L'attachement et la notion personnalité

➤ Attachement

En fonction de comment les parents sont en communication avec leurs enfants et avec les autres adultes, des scientifiques (*Bowlby, Ainnsworth*) ont défini l'existence de plusieurs types d'attachement (relation parent/enfant ; voir Tableau *Style d'attachement – personnalité*). Pour simplifier, le lien parent-enfant est dit soit sécurisant, soit non-sécurisant.

- Dans le premier cas, les soins « parentaux » sont empreints d'affection et de sensibilité au besoin de l'enfant.
- Dans le second cas, le contact est parfois fuyant (l'enfant ne manifeste pas de plaisir au retour de sa mère dans la même pièce que lui), ambivalent (l'enfant manifeste du rejet et de la colère vis-à-vis de sa mère) ou désorganisé (l'enfant s'approche vers la mère mais il regarde ailleurs).

Bowlby (1969-1973) pense que tous les enfants apprennent les modèles de relation proposés par les parents. Ces modèles (comment je dois me comporter avec les autres, est-ce que mes parents sont plutôt méfiants des autres ?) vont servir de socle tout au long de la vie à partir duquel l'enfant puis l'adulte développera sa manière d'être en lien avec les autres.

➤ Personnalités difficiles – adultes

• Personnalité : ensemble de toutes les caractéristiques de l'individu : **sensori-motrices** (aptitudes sportives ou artistiques) ; **cognitives** (aptitudes intellectuelles) ; émotives (tempérament anxieux, colérique…).

Couramment, nous déterminons **9 grands types de personnalité** (quelques exemples *in* tab. ci-après).

➤ Définition de la personnalité

Il existe une dizaine de troubles de la personnalité auxquels vous risquez d'être confronté en tant qu'aide soignant. En voici, quelques exemples.

▸ Relations entre style d'attachement, personnalité et quelques recommandations de conduite à tenir

Style d'attachement d'adultes/parents	Style de personnalité	Illustration de la pensée associée (« inconsciente »)	Quelques recommandations de la relation soignant/soigné
Préoccupé Ils ne sont pas sûrs de leur valeur et ont une faible estime d'eux-mêmes. Ils focalisent leur attention sur les relations aux autres.	**Dépendant**	*« Je suis une personne faible et je ne peux pas survivre sans les autres. »*	**Faites** : encouragez ses initiatives ; banalisez les échecs ; si la personne demande conseil, demandez-lui son point de vue. **Ne faites pas** : ne décidez pas à sa place ; ne le critiquez pas frontalement ; ne l'abandonnez pas complètement.
	Obsessionnel-Compulsif	*« Je dois toujours être prêt pour prouver ma compétence. »*	**Faites** : montrez que vous appréciez son sens de l'organisation ; respectez son besoin de prévoir et d'organiser. **Ne faites pas** : d'ironie sur ces obsessions ; ne vous laissez pas entraîner trop loin dans son système.
	Histrionique	*« J'ai besoin de l'attention des autres pour me sentir important et utile. »*	**Faites** : acceptez son exagération ; fixez quelques limites. **Ne faites pas** : ne vous moquez pas ; ne vous laissez pas émouvoir par les tentatives de séduction.

Adapté de Merhan, 2007, et inspiré de Lelord, 2000

MÉMO

3 Besoins fondamentaux et actes essentiels de la vie quotidienne

1 Le besoin

Le besoin *est le résultat d'un déséquilibre entre des nécessités physiologiques ou culturelles et des informations sur l'état du milieu intérieur ou extérieur (Larousse).* Nécessité vitale, tout ce qui est essentiel à l'être humain pour se maintenir en vie et assurer son bien-être.

2 Taxonomie classique des besoins

Pour Maslow (1943), il existe 5 grands groupes de besoins. Un besoin de niveau supérieur ne s'exprimerait que si les besoins inférieurs sont comblés.

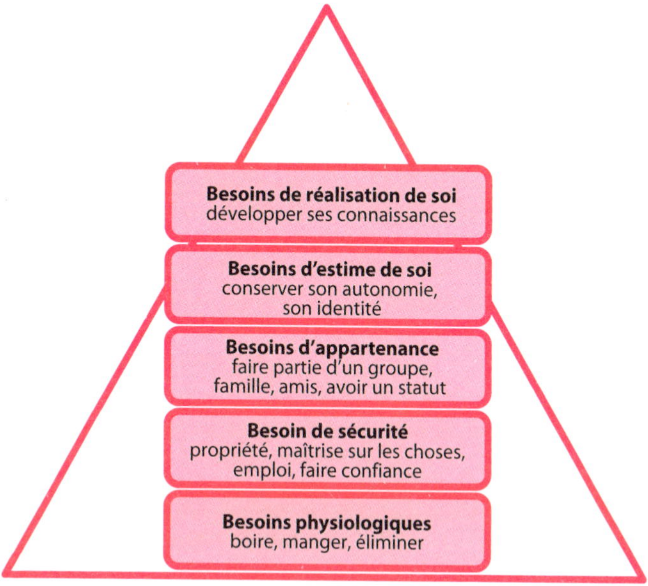

▶ **Pyramide de Maslow**

3 Besoins fondamentaux et actes essentiels de la vie quotidienne

3 Les 14 besoins fondamentaux de Virginia Henderson

Besoin	Nécessité, pour chaque individu…
Respirer	… de disposer d'une oxygénation cellulaire satisfaisante.
Boire et manger	… d'entretenir son métabolisme afin de produire de l'énergie, de construire, maintenir et réparer les tissus.
Éliminer	… d'éliminer les déchets qui résultent du fonctionnement de l'organisme.
Se mouvoir et maintenir une bonne position	… d'entretenir l'intégrité et l'efficacité des systèmes biophysiologiques, de permettre la réalisation des activités sociales et de construire et maintenir l'équilibre mental.
Dormir et se reposer	… de prévenir et réparer la fatigue, de diminuer les tensions, de conserver et promouvoir l'énergie.
Se vêtir et se dévêtir	… de se protéger et d'exprimer son identité physique, mentale et sociale.
Maintenir la température du corps dans les limites de la normale	… d'assurer le rendement optimal des fonctions métaboliques, de maintenir les systèmes biophysiologiques et de maintenir une sensation de chaleur corporelle satisfaisante.
Être propre et protéger ses téguments	… de maintenir l'intégrité de la peau, des muqueuses et des phanères, d'éliminer les germes et les souillures, et d'avoir une sensation de propreté corporelle, élément de bien-être.
Éviter les dangers	… de se protéger contre toute agression externe, réelle ou imaginaire et de promouvoir l'intégrité physique, l'équilibre mental et l'identité sociale.
Communiquer	… de transmettre et de percevoir des messages cognitifs ou affectifs, conscients ou inconscients et d'établir des relations avec autrui par la transmission et la perception d'attitudes, de croyances et d'intentions.
Pratiquer sa religion et agir selon ses croyances	… d'être reconnu comme sujet humain, de faire des liens entre événements passés, présents, à venir et se réapproprier sa vie, de croire en la continuité de l'Homme, de chercher un sens à sa vie et s'ouvrir à la transcendance.
S'occuper et se réaliser	… d'exercer ses rôles, d'assumer ses responsabilités et de s'actualiser par le développement de son potentiel.

Besoins fondamentaux et actes essentiels de la vie quotidienne

Besoin	Nécessité, pour chaque individu...
Se récréer	... de se détendre, de se divertir et de promouvoir l'animation du corps et de l'esprit.
Apprendre	... d'évoluer, de s'adapter, d'interagir en vue de la restauration des affects, de l'audace d'entreprendre, de la créativité.

➤ Le classement des 14 besoins

Ce classement permet de repérer comment certaines personnes, souffrant **de** ne pas pouvoir être suffisamment satisfaites, vivent un malaise, sont en état de manque, cherchent des solutions ou des dérivatifs à leurs frustrations.

Besoin	1 État normal	2 Insatisfaction	3 Dégradation	4 Situation grave
Respirer	Sans gêne	Dyspnée	Besoin d'aide technique (aérosol)	Ventilation assistée
Boire et manger	Mange seul	Installation/ stimulation	Besoin d'aide partielle et/ou surveillance	Besoin d'aide totale (faire manger)
Éliminer (urines)	Continence	Besoin d'aide (toilette avec aide, urinal, bassin)	Incontinence partielle	Incontinence permanente
Éliminer (selles)	Transit normal	Besoin d'aide (WC avec aide, bassin)	Diarrhée, constipation épisodique, prise de laxatifs	Encoprésie, constipation grave
Se mouvoir et maintenir une bonne position	Se déplace seul	Se déplace avec aide (canne) ou avec une personne	Se déplace avec l'aide de deux personnes	Alité en permanence, lever interdit
Dormir et se reposer	Dort naturellement	Dort avec aide (médicament)	Réveils fréquents	Insomnies fréquentes
Se vêtir et se dévêtir	S'habille, se déshabille seul	Besoin du conseil d'un tiers, de surveillance	Besoin de l'aide partielle d'un tiers	Besoin d'une aide totale

3 Besoins fondamentaux et actes essentiels de la vie quotidienne

Besoin	1 État normal	2 Insatisfaction	3 Dégradation	4 Situation grave
Maintenir la température du corps dans les limites de la normale	Adapte ses vêtements à la température ambiante	Demande à être protégé	Incapable d'adapter ses vêtements à la température ambiante	Garde les vêtements qu'on lui enfile
Être propre et protéger ses téguments	Se lave seul	Besoin d'être stimulé mais se lave seul	Besoin d'une aide partielle (une partie du corps)	Besoin d'une aide totale pour se laver
Éviter les dangers	Lucide	Confus et/ou désorienté épisodiquement	Confus et/ou désorienté en permanence	Coma, dangereux pour lui-même et pour les autres
Communiquer	S'exprime sans difficulté	S'exprime avec difficulté (bégaiement)	Besoin d'une aide pour s'exprimer (ardoise, interprète)	Ne peut pas s'exprimer (aphasie), ne veut pas s'exprimer
Pratiquer sa religion et agir selon ses croyances	Autonome	Découragé, exprime sa colère, son angoisse	Éprouve un sentiment de vide spirituel Crise existentielle	Dépendance à une influence sectaire
S'occuper et se réaliser	Autonome	Triste, anxieux	Angoissé, opposant, se laisse aller	Négation de soi, désespoir
Se récréer	Autonome	Désintéressement à accomplir des activités récréatives	Difficulté/incapacité à accomplir des activités récréatives	Isolement passif
Apprendre	Se prend en charge	Besoin de stimulation	Apathique	Inintérêt, résignation

4 Les actes essentiels et ordinaires de la vie quotidienne

Les **actes essentiels** vont satisfaire les besoins fondamentaux assurant ainsi l'intégrité de l'organisme et le maintien de la vie (manger, boire...). Les **actes ordinaires** vont améliorer le confort.

Famille, groupe d'appartenance, groupe social, lien social

Un groupe est « un ensemble de personnes qui peut être plus ou moins grand, admettre des frontières plus ou moins précises, stables ou perméables, être plus ou moins structuré, et qui se caractérise par un certain degré de cohésion affective et d'unité des conduites, des attitudes et des croyances. » (Larousse)

1 Les besoins sociaux

Reeve (2005) retient quatre principaux besoins sociaux :

- besoin d'accomplissement : faire reconnaître sa compétence auprès des autres ;
- besoin d'affiliation : s'identifier à des groupes (sportifs, culturels, religieux) au-delà de la famille ou du groupe d'amis, reste important notamment pour la cohérence sociale. Nos actes ont besoin d'être conformes aux opinions du groupe de rattachement ;
- besoin d'intimité : chercher à s'engager dans une relation affective positive (couple, amitié) ;
- besoin de pouvoir : désir d'agir sur son environnement tant physique que social.

2 Famille

➤ **Modèles familiaux :** (quelques exemples)

Famille nucléaire	Famille monoparentale	Famille homoparentale	Famille recomposée
Père-mère et enfants encore dépendants des parents.	Père ou mère seul(e) avec le ou les enfant(s).	Non reconnue par le législateur, elle est une réalité sociétale ; 2 personnes du même sexe en couple participent à élever un ou deux enfant(s).	Un homme et une femme se réunissent avec leurs enfants issus d'un premier mariage.

N'oublions pas les familles dont l'enfant est issu d'une insémination artificielle, ou d'une adoption ; les familles « métis » issues de cultures différentes ; les familles avec un enfant adopté ; une famille dont l'enfant est né d'un don de spermatozoïde. Dans tous les cas, l'histoire de l'enfant s'inscrit avant sa naissance et continue au-delà.

➤ Les fonctions familiales

Le **sentiment d'appartenance** :

Familiarité : sentiment éprouvé et renforcé par les stimulations de la vie quotidienne (soins, nourriture, affections).

Filiation : représentation psychique d'appartenance culturelle.

➤ Rôle des parents

- Dimension affective : reconnaissance d'un sentiment partagé.
- Dimension sécuritaire : apporter les éléments de soins nécessaires au développement de l'enfant.
- Dimension éducative : donner l'opportunité d'apprendre les règles de la société à travers les normes et les valeurs.

3 Psychologie des groupes

➤ Définition

Un groupe se compose au minimum de trois personnes. Il est plus ou moins organisé :

– la foule (peu organisée, grand nombre de personnes) ;
– la bande (peu organisée, petit nombre de personnes) ;
– en passant par le groupe (organisation élevée, plus ou moins grand).

Le groupe façonne la personne à travers le processus de « socialisation » :

– la personnalisation : un individu devient une personne comme les autres ;
– l'individuation : une personne se différencie d'une autre.

- Le groupe, c'est aussi :

– un sentiment d'appartenance : mécanisme non prémédité, ce dernier est un facteur protecteur afin de faire face aux pressions extérieures ;
– une dynamique : la modification d'un élément impacte tous les membres du groupe.

Famille, groupe d'appartenance, groupe social, lien social

➤ **Comment agit un groupe sur ses membres ?**

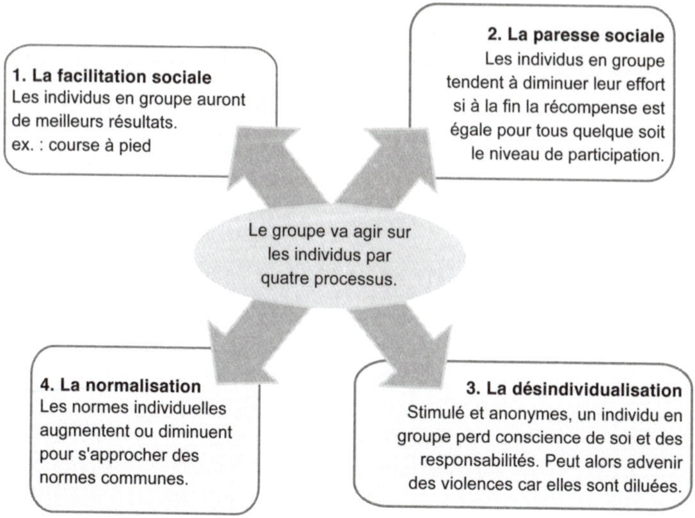

4 L'influence : un instrument naturel du groupe

- L'influence dans les groupes est perpétuelle. L'analyser peut être utile, notamment pour résister face à des notions de maltraitance ou négligence.
- Dans un groupe, chacun modifie l'autre l'amenant à réaliser des comportements qu'il n'aurait pas fait sans cela.

Mais les groupes tentent de résister à tout changement surtout quand les tentatives d'influence viennent de l'extérieur. En revanche, à l'intérieur du groupe, les jeux d'influence sont puissants. Ainsi, une majorité dans un groupe risque de mettre la pression sur la minorité divergente jusqu'à ce que cette dernière change son point de vue (influence majoritaire). Parfois, bien que se soit plus difficile, la minorité va influencer la majorité (influence minoritaire).

➤ La résistance au changement

Un groupe résiste au changement car le risque de déséquilibre des habitudes est important et l'obligerait, le cas échéant, à se réorganiser.

➤ L'influence majoritaire

• Normalisation

L'être humain est victime d'illusions liées à son cerveau. Par exemple, dans l'obscurité, un point lumineux fixe sera vu en mouvement. Shériff (1936) eut l'idée d'utiliser ce phénomène pour demander à des individus d'estimer la longueur des déplacements de ce point fixe. Lorsque les sujets sont seuls, ils donneront une certaine estimation. Lorsqu'ils sont en groupe, ils ont tendance à changer leur estimation afin qu'elle soit au plus proche de celle donnée par le groupe.

• Conformisme

Ash (1952) demande à des individus de comparer la longueur de lignes dessinées. Les personnes interrogées doivent dire quelle est la ligne similaire à celle du modèle. Il n'y a pas de réponse ambiguë. Certains sujets doivent répondre en groupe de 9 personnes (les 8 autres étant des complices de l'expérimentateur). Ces complices doivent donner une fausse réponse. Les résultats montrent qu'un tiers des réponses des sujets naïfs se conforment à l'avis de la majorité.

• Soumission

Milgram (1974) demande à des individus « naïfs » de punir par des chocs électriques (de 15 volts à 450) d'autres individus (complices de l'expérimentateur) qui échouent dans une tâche de mémoire. Les individus « naïfs » doivent augmenter de 15 volts à chaque erreur et ce en présence des expérimentateurs. Dans le groupe témoin (c'est-à-dire sans présence des expérimentateurs), la moyenne des chocs administrés au trentième et dernier essai est de 51 volts contre 212 lorsque l'expérimentateur est présent.

Au moins une moitié des sujets vont témoigner d'une résistance à la pression d'un groupe mais une autre moitié s'y soumet.

➤ L'aide-soignant doit se protéger des stéréotypes, préjugés et discrimination

L'histoire des nations, l'intégration des normes familiales, les apprentissages liés aux divers modèles de rôle (parents, enseignants...), les médias ou les groupes viennent influencer nos représentations que nous avons des autres (nos stéréotypes) et nos comportements.

MÉMO

5 Les religions, les croyances et les valeurs

1 Objectifs

- Collecter des informations sur les soins quotidiens dans les différentes cultures.
- Identifier les modalités d'accompagnement des personnes en fonction de la culture et des catégories d'âges.
- Identifier les personnes de la famille et/ou du groupe qui participent aux soins quotidiens.

2 Définitions

« *Une religion est un ensemble de rites et de croyances qui supposent qu'il existe, au-delà du monde profane, une sphère sacrée (symboliquement séparée du premier) où évoluent une ou des puissances supérieures (Dieu, les forces de la Nature...). En somme, c'est à la une pratique sociale, un facteur d'identité et une vision du monde.* » (Boquel A., Kern E., 2008)

« *Une croyance est une attitude intellectuelle d'une personne qui tient pour vrai un énoncé ou un fait sans qu'il y ait nécessairement une démonstration objective et acceptable de cette attitude.* » (Larousse, 2000)

Les valeurs caractérisent des croyances partagées concernant ce qui est désirable ou utile, c'est-à-dire ce qui doit être prescrit ou proscrit, en matière de comportements et de finalité. Il s'agit de toutes les conduites qui sont pour vous importantes.

3 Les notions fondamentales

Dieux : toutes les religions informent que le ou les dieu(x) est (sont) supérieur(s) à l'homme. La religion (prière, sacrifice) permet une communication entre l'Homme et le divin.

Croyances : la religion se fonde sur des croyances. Le croyant a **foi** dans les propos de sa religion.

Un **athée** ne croit en aucune religion tandis qu'un **agnostique** doute.

Un **fanatique** se donne pour objectif d'imposer sa foi aux autres.

Une religion est dite **polythéiste** (hindouisme, par exemple) lorsqu'elle croit en plusieurs divinités.

Elle est dite **monothéiste** lorsqu'elle ne croit qu'en un seul dieu (judaïsme, par exemple).

Communauté : la religion unit une communauté autour des mêmes rites et d'une même vision du monde (*cf.* l'influence des groupes). Presque toutes les religions ont un fondateur (Jésus, Mahomet...).

4 Les grandes religions

Textes sacrés	Croyances	Rituels	Fêtes principales
La Bible juive se compose de 24 livres (Ancien Testament) répartis en trois groupes : – la Torah (« la loi ») est le texte fondateur ; – les Prophètes et les Livres historiques racontent l'histoire du peuple juif ; – les Écrits (psaumes et livres de sagesse). Religieux principal : Rabbin.	Après le déluge, Dieu conclu avec Noé une première Alliance qui s'adressait à toutes les créatures, marquée par l'arc-en-ciel. Un second signe (la circoncision) renouvelle cette alliance avec les descendants d'Abraham. Dans l'Exode, Dieu se présente à Moïse. Il lui remet les tables de la Loi (10 commandements).	• 10 commandements. • Circoncision (8 jours après la naissance). • 3 ans : *kippa* et châle de prière. • 12 ans : *Bar-mitsvah* (devient croyant). • Sabbat : interdiction de travailler du vendredi soi au samedi soir. **Important** Interdits alimentaires (Kasher, aptes) : pas de consommation de sang, d'animaux qui se nourrissent d'autres animaux, de laitages et de viande dans un même repas, de porc, etc.	• Pâques (*Pesai*) : sortie d'Égypte et traversée de la mer Rouge. • Pentecôte (*Chavouot*) : remise des tables de la loi. • Fête des tentes (*Soukkot*) : séjour des Hébreux dans le désert après la fuite en Égypte. • La fête des sorts (*Pourim*) : fête des enfants qui se déguisent. • Dédicace du temple (*Hanoukka*) : en décembre, on s'échange des cadeaux, dure 8 jours.

Les religions, les croyances et les valeurs

Textes sacrés	Croyances	Rituels	Fêtes principales
La Bible représente le texte sacré des chrétiens. Elle comprend l'Ancien et le Nouveau Testament. Religieux principaux : Pape, cardinaux, évêques, prêtres.	Elles se résument en la foi en Jésus-Christ, Fils de Dieu ressuscité pour sauver les Hommes. La résurrection des morts et le Jugement dernier sont des notions inhérentes à la croyance des chrétiens.	Les catholiques font la messe. Il existe 7 sacrements : le baptême, l'eucharistie, la confirmation, la pénitence et la réconciliation, le mariage, l'ordination l'onction des malades.	• Noël : naissance de Jésus. • Jeudi Saint : commémoration de l'Eucharistie. • Vendredi Saint : la Passion du Christ. • Pâques : résurrection du Christ. • Ascension du seigneur. • Pentecôte : descente de l'Esprit Saint sur les apôtres. • Assomption de la Vierge Marie.
Les deux sources sont : – le Coran (« récitation ») : contient les préceptes transmis à Mahomet (dernier des prophètes) ; – le Hadîth (« récit ») recueil les actes et les enseignements de Mahomet. Religieux qui dirige la prière : Imam.	Trois démarches caractérisent l'Islam : – la foi (*al-iman*) ; – l'abandon à Dieu (*al-islam*) ; – la recherche de la perfection (*al-ihsân*). *« La foi consiste à croire en Dieu, aux anges, aux Livres révélés, aux Envoyés, au Jour Dernier et en la Prédestination. »*	• Profession de foi (le croyant proclame l'existence d'un seul Dieu). • Les 5 prières quotidiennes. • L'aumône canonique (« impôt » religieux). • Le jeûne du mois de Ramadan. • Pèlerinage à La Mecque. • Pureté rituelle (ablutions). **Important :** – interdits alimentaires : alcool, viande de porc ; – consommer de la viande *halal*.	• Rupture du Jeûne (*'id al-fitr*). • Fête du sacrifice (*'id al-kabîr*).

Il ne faut pas oublier l'hindouisme ou le bouddhisme, que nous ne développerons pas ici.

5 Approche culturelle de la personne

L'aide-soignant devra réaliser une démarche de soin dans une approche culturelle, c'est-à-dire basée sur la reconnaissance de la différence à l'autre.

- Le sens de la maladie (« pourquoi ») ne saura pas la même d'une culture à l'autre.
- La prise en charge communautaire de la maladie sera différente (la présence importante de la famille autour du patient qui participe ainsi à sa guérison est une croyance plus ou moins importante).
- La communication devra être adaptée.
- La gestion du corps malade : la pudeur, les règles culturelles devront faire l'objet d'un questionnement afin que le soignant puisse le prendre en compte.

6 Les formes de l'autonomie

1 Les différentes formes d'autonomie

« *L'autonomie, c'est la capacité de faire des choses par soi-même.* » (Daniel Boisvert)

On distingue quatre formes d'autonomie : physique, psychique, sociale et juridique.

- L'autonomie physique

Faculté pour une personne d'accomplir, seule, les actes de la vie quotidienne comme marcher ou manger.

- L'autonomie psychique

Faculté pour une personne de réfléchir, de prendre des décisions seule.

- L'autonomie sociale

Faculté pour une personne d'entretenir des liens sociaux, de vivre et d'être en contact avec les autres en société.

- L'autonomie juridique

Faculté pour une personne d'appliquer et de faire appliquer ses droits et obligations, et de gérer ses biens.

2 Illustrations

Autonomie physique	Autonomie psychique	Autonomie sociale	Autonomie juridique
⇒ faire sa toilette ⇒ s'habiller	⇒ choisir ses propres vêtements ⇒ donner son consentement pour une intervention chirurgicale	⇒ avoir des amis ⇒ faire partie d'un club sportif	⇒ voter ⇒ faire des achats

Autonomie et droits des patients

1 La notion de droits des patients

Les droits fondamentaux des patients sont inscrits dans plusieurs textes. La notion de droits des patients n'est pas une notion nouvelle car la France a toujours possédé de nombreux textes faisant référence aux droits de la personne soignée.

2 La loi du 4 mars 2002

La loi « *relative aux droits des malades et à la qualité du système de santé* », dite loi « Kouchner » regroupe dans un texte unique l'ensemble des droits fondamentaux devant être respectés lorsqu'un patient est pris en charge. Cette loi est aujourd'hui le texte de référence en matière de droits des patients.
Parmi les droits qui y sont affirmés, il y a par exemple : le droit au respect de la dignité, le droit au respect de la vie privée ou le droit à l'information.

3 La Charte de la personne hospitalisée

La circulaire du 2 mars 2006 relative aux droits des personnes hospitalisées contient une Charte de la personne hospitalisée. Elle doit obligatoirement être remise aux usagers et affichée dans l'établissement de santé.

4 La Charte des droits et libertés de la personne accueillie

Cette Charte est inscrite dans la loi du 2 janvier 2002. Elle regroupe les droits fondamentaux de toute personne accueillie en établissement.
On y trouve par exemple : le principe de la non discrimination, le droit à l'information, le droit au respect des liens familiaux ou le droit à l'autonomie.

5 La Charte de la personne âgée dépendante

Cette Charte a pour objectif de reconnaître les droits et la dignité de la personne âgée devenue dépendante.
Elle affirme par exemple : le droit de choisir son mode de vie ou le droit de participer aux activités.

MÉMO 8 Dépendance, déficience et handicap

1 La dépendance

A Définition

La notion de dépendance désigne la perte d'autonomie et l'incapacité pour une personne d'effectuer les gestes essentiels de la vie quotidienne.

B L'évaluation de la dépendance

La dépendance est multiple, elle peut être physique, psychique ou les deux à la fois.
Il existe plusieurs niveaux de dépendance.
La grille nationale AGGIR (Autonomie, gérontologie, groupe iso-ressources) permet d'évaluer le degré de dépendance.
L'évaluation a lieu sur la base de plusieurs critères qui servent à déterminer le niveau de dépendance de la personne.
Ces niveaux sont répartis en 6 groupes, dits « iso-ressources » (Gir).

2 La déficience

La déficience correspond à une insuffisance physique ou mentale.

A La déficience physique

Une déficience physique, appelée motrice, est une atteinte de la capacité du corps ou d'une partie du corps à se mouvoir.

B La déficience mentale

La loi du 11 février 2005 pour *l'égalité des droits et des chances, la participation et la citoyenneté des personnes handicapées* donne la définition de la déficience mentale, appelée intellectuelle :
« *La personne ayant une déficience intellectuelle a une capacité plus limitée d'apprentissage et un développement de l'intelligence qui diffère de la moyenne des gens.* »

3 Le handicap

La notion de handicap désigne l'incapacité pour une personne d'assurer par elle-même tout ou une partie des gestes de la vie quotidienne à cause d'une déficience, congénitale ou non, de ses capacités physiques ou mentales.

A La définition de la loi du 11 février 2005

Les toutes premières lignes de cette loi rappellent les droits fondamentaux des personnes handicapées et donnent une définition du handicap :
« Constitue un handicap (...) toute limitation d'activité ou restriction de participation à la vie en société subie dans son environnement par une personne en raison d'une altération substantielle, durable ou définitive d'une ou plusieurs fonctions physiques, sensorielles, mentales, cognitives ou psychiques, d'un polyhandicap ou d'un trouble de santé invalidant. »

B La définition de l'OMS

L'Organisation mondiale de la santé (OMS) donne la définition suivante :
« Est appelé handicapé celui dont l'intégrité physique ou mentale est progressivement ou définitivement diminuée, soit congénitalement, soit sous l'effet de l'âge, d'une maladie ou d'un accident, en sorte que son autonomie, son aptitude à fréquenter l'école ou à occuper un emploi s'en trouve compromise. »

9 La santé

1 La notion de santé

A Un concept difficile à définir

➤ Une notion relative

La notion de santé est propre à chaque individu. Chaque personne va percevoir sa propre santé de manière différente et cette conception sera influencée par de nombreux facteurs, comme par exemple : son âge, son lieu de vie, ses habitudes, ses propres exigences ou sa culture.

➤ Une notion évolutive

La notion de santé et la perception qu'en ont les individus ont beaucoup évolué. Cette évolution s'observe selon les époques ; notre niveau d'exigence, le niveau de prise en charge et nos connaissances ont progressé. Notre vision de notre santé s'est vue modifiée. Les progrès de la science et de la médecine sont aussi à l'origine de cette évolution.

B La définition de l'OMS

L'OMS a tout de même proposé une définition dans sa Constitution en 1946 : ***« la santé est un état de complet bien-être physique, mental et social et qui ne consiste pas seulement en l'absence de maladie ou d'infirmité ».***

Cette définition est innovante car elle présente les trois dimensions de la santé :

- la dimension physique ;
- la dimension morale ;
- la dimension sociale.

Elle met en évidence la **globalité** de la prise en charge d'un individu par le système de santé.

2 La santé publique

A Définition

La santé peut être envisagée d'un point de vue individuel mais aussi de manière collective. C'est ce que l'on appelle la « santé publique ». On parlera de santé publique lorsque les problèmes de santé ont un impact à l'échelle d'une population.

L'OMS a défini la santé publique, il s'agit de : « ***la science et l'art de prévenir les maladies, de prolonger la vie et d'améliorer la santé et la vitalité mentale et physique des individus par le moyen d'une action collective...*** ».
La santé publique est donc une discipline autonome qui intervient sur la santé des populations sous tous ses aspects : curatifs, préventifs, éducatifs et sociaux.

B Les objectifs

Les actions de santé publique doivent viser à :
- assainir le milieu (environnement de vie et de travail) ;
- lutter contre les maladies ;
- enseigner les règles d'hygiène personnelle ;
- organiser les services médicaux et infirmiers en vue d'un diagnostic précoce et du traitement préventif des maladies ;
- mettre en œuvre des mesures sociales propres à assurer à chaque membre de la collectivité un niveau de vie compatible avec le maintien de sa santé.

C Les domaines

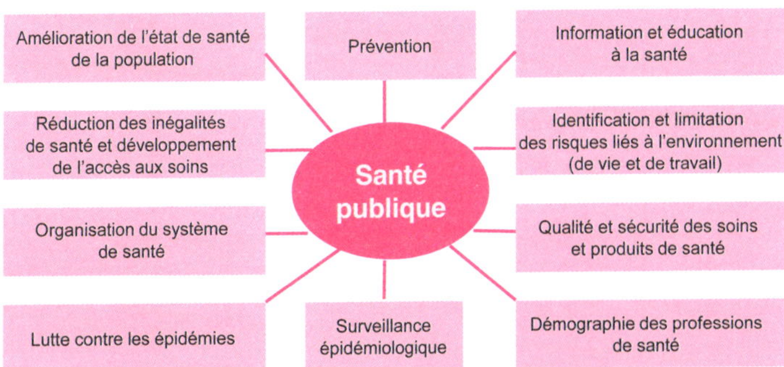
Amélioration de l'état de santé de la population
Prévention
Information et éducation à la santé
Réduction des inégalités de santé et développement de l'accès aux soins
Santé publique
Identification et limitation des risques liés à l'environnement (de vie et de travail)
Organisation du système de santé
Qualité et sécurité des soins et produits de santé
Lutte contre les épidémies
Surveillance épidémiologique
Démographie des professions de santé

▶ **Les domaines de la politique de santé publique**

Source : Article 2 de la Loi du 9 août 2004
Article L. 1411-1 du Code de la Santé Publique

La santé publique est une discipline **multisectorielle** car la plupart des problèmes liés à la promotion et la protection de la santé des hommes sont complémentaires et interdépendants. C'est-à-dire qu'ils ne peuvent pas être dissociés et ils doivent faire l'objet d'une approche globale. Ce qui implique que les actions qui seront mises en place devront faire intervenir de multiples acteurs qui agiront de manière coordonnée dans les différents secteurs : la santé, l'éducation, l'agriculture, l'économie, la démographie, etc...

D Les outils de la santé publique

➤ L'épidémiologie

Science qui étudie l'état de santé d'une population en s'intéressant aux différents problèmes de santé, à leurs causes et à leurs facteurs de risque.
Trois types d'épidémiologie : descriptive, analytique et évaluative.

➤ Les indicateurs

Un indicateur est une donnée chiffrée qui permet d'évaluer un phénomène.
Il existe plusieurs catégories d'indicateurs. Selon le phénomène étudié, la nature des indicateurs sera différente :
- les indicateurs sanitaires qui renseignent sur l'état de santé (mortalité, morbidité...) ;
- les indicateurs démographiques qui renseignent sur la taille et sur la répartition d'une population (natalité, fécondité, nombre de mariages...) ;
- les indicateurs économiques qui renseignent sur la situation économique et financière d'un pays (PIB = Produit Intérieur Brut) ;
- les indicateurs sociaux qui renseignent sur des phénomènes sociaux (taux de chômage, taux de pauvreté, taux de scolarisation des enfants...).

3 La santé communautaire

• Le concept da santé communautaire a immergé, depuis la conférence de Alma Ata de 1978, où l'UNICEF et l'OMS l'ont définie comme : « ***un processus par lequel les individus et les familles, prennent en charge leur propre santé et leur bien être comme ceux de la communauté*** ».

• La notion de communauté : ensemble de personnes présentant **un sentiment d'appartenance commun.** Il y a santé communautaire lorsqu'un groupe d'individus, au niveau géographique ou social, réfléchissent en commun sur leurs problèmes de santé, expriment des besoins prioritaires et participent activement à la mise en place et au déroulement des activités les plus aptes à répondre à leurs priorités.

10 La politique de santé publique

1 Définition

La politique de santé publique est l'ensemble des orientations et des choix stratégiques faits par les pouvoirs publics dans le domaine de la santé publique. Son objectif est d'améliorer l'état de santé de la population, c'est-à-dire de réduire la mortalité, allonger l'espérance de vie et réduire les inégalités.

2 Les grandes lois de santé publique

A La loi du 9 août 2004

Cette loi affirme solennellement la responsabilité de l'État en matière de santé publique et elle définit le processus d'élaboration et de mise en œuvre de la politique de santé publique française.

À sa création, cette loi prévoyait un fonctionnement pluriannuel (2004-2009). Il y était prévu que, tous les cinq ans, l'État élabore un projet de loi qui précise les objectifs prioritaires et des Plans Stratégiques Nationaux.

Elle contient 100 objectifs et 5 plans stratégiques nationaux.

B La loi HPST du 21 juillet 2009

La loi « Hôpital, patients, santé, territoires » a mis en place une nouvelle territorialisation de la politique de santé :

➤ La création des ARS

Les Agences régionales de santé sont opérationnelles depuis le 1er avril 2010 et ont pour mission de mettre en œuvre la politique nationale au sein des régions, tout en l'adaptant aux besoins spécifiques locaux.

➤ Le découpage du pays en « territoires de santé »

Chaque ARS délimite ses territoires de santé correspondant à des zones géographiques.

La politique de santé publique

3 L'organisation de la politique de santé publique

A Un fonctionnement par échelons

La politique de santé publique française s'inscrit dans un cadre national qui sera ensuite décliné en plusieurs échelons :
- l'échelon national : l'État assure le pilotage de la politique de santé publique ;
- l'échelon régional : la politique nationale est ensuite déclinée dans les régions ;
- l'échelon local : les communes participent également à la politique de santé publique.

B Des étapes précises

➤ 1re étape : l'élaboration de la politique de santé publique

Il s'agit de la phase de réflexion qui aboutira à une décision.
L'élaboration d'une politique de santé respecte une procédure précise.
- L'analyse des besoins

Il s'agit d'un diagnostic. Toute politique de santé doit être cohérente avec les besoins de la population.
Les pouvoirs publics procèdent donc à une analyse de l'état de santé afin de connaître les besoins de la population.
- La fixation des priorités de santé publique

Parmi les problèmes de santé repérés, l'État choisit les problèmes contre lesquels il décide de lutter de manière prioritaire.
- La détermination des objectifs de santé publique

Pour agir efficacement contre les priorités qui ont été fixées, des objectifs précis seront déterminés.

➤ 2e étape : la mise en œuvre de la politique de santé publique

Il s'agit de la phase de réalisation de la politique qui sera mise en place sur le terrain grâce à des actions de santé publique concrètes.

➤ 3e étape : l'évaluation de la politique de santé publique

Cette évaluation permet de vérifier que les objectifs fixés ont été atteints et de rendre compte de l'efficacité et de l'efficience des actions menées. Un rapport sera rédigé afin de réfléchir sur les éléments de la politique qu'il faudra améliorer pour la reconduire.

11 Les outils de la politique de santé publique

La politique de santé publique repose sur plusieurs principes : la prévention, l'éducation à la santé et la promotion de la santé.

1 La prévention

- Diminuer l'apparition, le développement et l'aggravation des maladies, accidents et handicaps.
- Favoriser les comportements individuels pouvant contribuer à réduire les risques.

Objectifs des actions	Type de mesures	Exemples d'actions
	Prévention primaire	
★ Diminuer ou éviter les problèmes de santé ★ Réduire les facteurs de risque ou augmenter les facteurs de protection ★ Réduire l'apparition des nouveaux cas (incidence) ★ Actions se situant donc avant l'apparition de la maladie	⇒ Vaccination ⇒ Information sur les dangers d'un comportement ⇒ Infomation sur les bons comportements à adopter ⇒ Interdictions légales, réglementation et sanctions	■ campagne « *manger, bouger* » ■ interdiction de fumer dans les lieux publics ■ interdiction de diffuser de la publicité pour le tabac
	Prévention secondaire	
★ Réduire la gravité et la durée de la maladie ★ Diminuer l'importance d'une une maladie dans une population (prévalence) ★ Actions se situant donc au tout début de la maladie	⇒ Dépistage précoce ⇒ Traitement des premières atteintes	■ campagne de dépistage du cancer du sein ■ dépistage anonyme et gratuit du sida
	Prévention tertiaire	
★ Diminuer les incapacités ou les rechutes ★ Réduire au maximum les invalidités fonctionnelles consécutives à une maladie ou un handicap ★ Favoriser la réinsertion professionnelle et sociale du malade après la maladie ★ Réduire les conséquences de la maladie ★ Actions se situant donc pendant et après la phase aiguë de la maladie	⇒ Accompagnement du patient ⇒ Traitement ⇒ Suivi ⇒ Rééducation ⇒ Réadaptation	■ aide à la reprise d'une activité suite à une longue hospitalisation ■ atelier de soutien psychologique pour des patients

MÉMO 11 SUITE

Les outils de la politique de santé publique

2 L'éducation à la santé

L'éducation à la santé intègre la **participation active** des individus.

➤ Définition

Ensemble des actions qui ont pour but de permettre aux individus d'adopter les bons comportements pour leur santé.
L'éducation à la santé vise à rendre les individus :
- capables de comprendre et d'analyser les informations ;
- responsables de leur santé ;
- capables de modifier leurs pratiques et leurs comportements dangereux.

➤ Contenu

Permettre aux individus de préserver et de mieux gérer leur capital santé.
Les démarches utilisées sont multiples et dépendent des problèmes à résoudre et de la population ciblée, exemple :
- des actions d'information destinées à un grand public, comme par exemple l'information sur les dangers de l'alcool sur les bouteilles ;
- des actions auprès d'un public ciblé, comme par exemple l'information sur les dangers du tabac au sein d'un lycée ;
- des conseils individualisés, comme par exemple les conseils sur les positions du dos pour un travailleur lors de la visite de la médecine du travail.

3 La promotion de la santé

- La promotion de la santé **englobe les deux autres principes d'intervention** : la prévention et l'éducation à la santé.
- C'est donc l'ensemble des mesures qui ont pour but d'aider les individus à maintenir leur état de santé.
- La promotion touche les conditions de vie et la qualité de vie globale. L'objectif de la promotion de la santé est d'élever le niveau de santé le plus haut possible et réussir à **rendre les individus acteurs de leur santé**.

Les outils de la politique de santé publique

4 Un nouveau dispositif : l'éducation thérapeutique du patient

Processus continu de soins et de prise en charge, vise à aider le patient et sa famille à comprendre la maladie et les traitements, à participer aux soins (en coopérant avec les soignants), à vivre le plus sainement possible et améliorer sa qualité de vie.

➤ Les acteurs de l'ETP

L'ETP repose sur une approche pluridisciplinaire car plusieurs professionnels de santé interviennent (infirmiers, pharmaciens, médecins, psychologues, diététiciens, aides-soignants...).

Le patient et son entourage ainsi que les associations de malades participent activement à ce processus.

➤ Les outils de l'ETP

- des activités de sensibilisation, d'information et d'apprentissage ;
- un aide psychologique et sociale ;
- un accompagnement individualisé et/ou accompagnement de l'entourage ou de l'aidant ;
- un suivi régulier, (à l'aide de consultations individuelles ou d'ateliers de groupe) ;
- des outils adaptés à la personne et à son niveau de compréhension ;
- une prise en charge pluridisciplinaire de la personne : orientation vers d'autres intervenants selon les besoins exprimés par la personne.

12 Les risques biologiques

1 Les risques NRBC

Le sigle « NRCB » est utilisé pour désigner :
- les agents nucléaires ;
- les agents radiologiques ;
- les agents biologiques ;
- les agents chimiques.

A Les risques nucléaires

Les risques nucléaires recouvrent les menaces liées à une explosion nucléaire. Les conséquences d'un tel accident sont doubles :
- un effet thermique : il s'agit des brûlures causées par le rayonnement ;
- un effet mécanique : il s'agit de l'onde de choc accompagnée d'un vent très violent.

B Les risques radiologiques

Les risques radiologiques correspondent aux accidents en lien avec une source radioactive. Leurs effets sont :
- l'irradiation ;
- la contamination.

C Les risques biologiques

Les risques biologiques correspondent aux accidents provoqués par des micro-organismes comme par exemple des bactéries, des virus ou des toxines.

D Les risques chimiques

Il s'agit des intoxications causées par un produit chimique. Les agents toxiques pouvant être à l'origine de ce type d'accidents sont variés.

2 La prévention des risques NRBC

De nombreux dispositifs sont prévus pour :
- éviter la réalisation de tels accidents ;
- et faire face à une catastrophe.

Parmi les règles de conduite à tenir lors de ce type d'évènement, le calme et la protection sont les plus importantes. L'information devra également être maintenue en toutes circonstances.

13 Les risques sanitaires

1 Les risques et les crises

Un risque sanitaire est un danger éventuel plus ou moins prévisible. Cet évènement peut entraîner des conséquences sanitaires pour la population.

Pour être qualifié de crise, la situation doit présenter quatre caractéristiques :

- la soudaineté : le danger s'est déclaré subitement ;
- des conséquences sur l'état de santé de la population : mortalité et/ou morbidité ;
- un dysfonctionnement des pouvoirs publics : les autorités ont été dépassées ;
- la panique : l'émotion de la population, souvent favorisée par les médias.

2 Les dispositifs de veille et de sécurité sanitaires

A La veille sanitaire

La veille sanitaire repose sur la **surveillance** et sur **l'alerte**. Il s'agit d'un dispositif destiné à rassembler toutes les informations dans le but d'observer l'état de santé de la population et d'alerter les autorités en cas de risque sanitaire.

B La sécurité sanitaire

C'est un dispositif qui comprend tous les moyens et les procédures destinées à éviter et contrôler les risques qui peuvent altérer l'état de santé d'une population.

3 Le principe de précaution

Le principe de précaution est un principe selon lequel un gouvernement va prendre des mesures face un risque pour lequel il n'existe aucune certitude. En agissant selon ce principe, l'État met en place des mesures précoces et rapides qui permettront d'éviter qu'un risque potentiel ne se transforme en risque avéré.

4 Exemples de plans d'action

- Le plan ORSEC : Organisation de la réponse de sécurité civile.
- Le plan rouge : il est mis en œuvre pour secourir un nombre important de victimes dans un même lieu, et pour organiser les moyens de premiers soins.
- Le plan blanc : il permet d'anticiper une situation d'urgence sanitaire en prévoyant par avance l'ensemble du fonctionnement des établissements de santé en cas de crise.

14 Le système de soins français

Le système de soins français est l'ensemble des structures et des professionnels qui prennent en charge les maladies et les handicaps.
Il s'appuie sur de nombreux services, personnels de santé et sur des structures collectives.

1 Les composantes

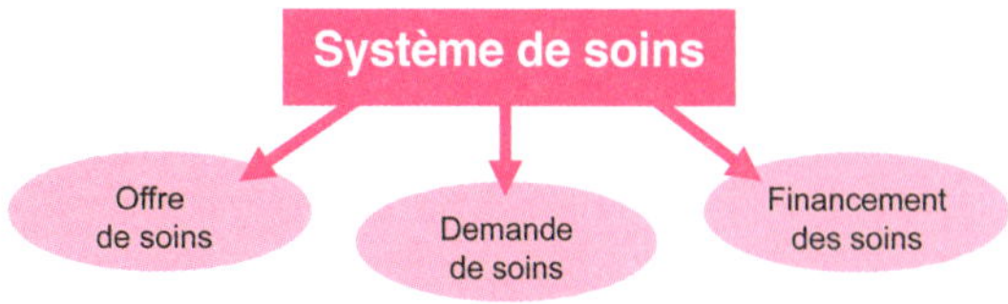

► **Les composantes du système de soins**

- **L'offre de soins** regroupe :
  - les professionnels de santé ;
  - les établissements de santé ;
  - les établissements médico-sociaux ;
  - les structures alternatives à l'hospitalisation ;
  - les centres de santé ;
  - les réseaux de soins.
- **La demande de soins** désigne l'ensemble des usagers.

La population est une composante importante car c'est elle qui utilise le système de soins pour répondre à ses besoins de santé.

- **Le financement des soins** : acteurs qui participent au financement des soins, comme l'État, les régions, les caisses d'assurance maladie, les organismes de protection complémentaire...

2 Les objectifs

- permettre à chacun d'accéder au meilleur état de santé possible ;
- garantir l'égal accès aux soins ;
- assurer la continuité des soins ;
- assurer la meilleure sécurité sanitaire possible ;
- développer la prévention.

15 Le soin

La notion de faire des soins peut se définir par l'ensemble des actes techniques et relationnels que l'aide soignant est habilité à faire.
Le cadre législatif définit clairement les différentes dimensions autour du soin, du prendre soin, de la personne soignée (décret nº 2004-802 du 29 juillet 2004 relatif à l'exercice de la profession d'infirmier/infirmière – articles R. 4311-2 ; R. 4311-3 ; R. 4311-4).

1 Les notions de « prendre soin/avoir soin » (de l'autre qui n'est pas moi...)

Pour Walter Hesbben, infirmier et docteur en santé publique en Belgique, prendre « soin » c'est : « *porter un intérêt particulier, prêter une attention particulière en vue de favoriser, de développer, d'enrichir la vie, le bien-être de la personne auprès de qui on intervient.* »
À travers cette définition, il apparaît nettement que l'individu et son entourage sont au centre des préoccupations du soignant et non l'affection ou la difficulté que présente la personne.
Les soins auront alors différents objectifs en direction du soigné et de son entourage et non un seul qui pourrait être celui de guérir le patient, on parle de prise en charge globale. Elle se définit par différents contextes :
- le contexte de la maladie : domaine du « faire des soins » ;
- le contexte de l'individu : domaine du « prendre soin/avoir soin » tenant compte en particulier des habitudes de vie et de la personnalité du patient ;
- le contexte de l'entourage du patient.

2 L'accompagnement

L'accompagnement est à la fois le fait de faire des soins et de prendre soin. Il peut aussi se définir par la relation qui se crée entre le soignant et le soigné, ainsi que son entourage, tout au long de la prise en charge.
Cette relation, cet échange doit se vouloir rassurant pour la personne en situation de fragilité. Une communication adaptée et de qualité permettra alors d'instaurer un climat de confiance.

➤ Quelques conseils pour une bonne communication soignant-soigné

- Être présent, accorder du temps au patient et son entourage.
- Informer régulièrement le patient (*ex.* : déroulement de la journée, examens programmés…).
- S'assurer de la bonne compréhension des informations transmises au patient et/son entourage.
- Réaliser des transmissions écrites et orales régulières au niveau de l'équipe pluridisciplinaire.
- Adopter une attitude empathique qui consistera à tenter de percevoir ce que ressent la personne soignée. Il ne s'agit en aucun cas de « se mettre à la place de l'autre ».

➤ Les difficultés dans la relation

- Les mécanismes de défense mis en jeu par le patient dans le contexte de la maladie. Chaque personne peut réagir différemment. L'angoisse générée par cette situation de vie particulière, peut par exemple, selon la personnalité, induire un déni, un refus de parler ou une mise à l'écart de la maladie.
- Une mauvaise compréhension par le patient et/ou son entourage des informations transmises par l'équipe soignante.
- Le soignant peut, lui- même, se trouver en situation de fragilité. La ou les causes de cette fragilité peuvent lui être personnelles ou en lien direct avec une situation professionnelle.

Il est important que le soignant puisse en avoir conscience et qu'il « passe la main » à un autre collègue.

3 Le rôle du soignant

Les textes législatifs définissent, en particulier, les champs de compétence des professionnels ainsi que leurs obligations envers le patient et son entourage.

- Une bonne connaissance du cadre législatif permettra à l'aide-soignant(e) d'acquérir un bon positionnement professionnel. Le patient comprendra facilement le rôle de chaque professionnel. Cette compréhension du rôle de chacun facilitera la relation et la communication entre le soigné et le soignant.
- Une attitude soignante adaptée favorise aussi un accompagnement efficace et pertinent du patient et de son entourage.
- L'aide soignant peut alors se positionner au sein d'une équipe pluridisciplinaire et enrichir l'échange concernant la situation de vie de l'individu.

16 Aide au sommeil

1 Définition

État physiologique périodique de l'organisme (notamment du système nerveux) pendant lequel la vigilance est suspendue et la réactivité aux stimulations amoindrie.
On distingue une phase de sommeil lent, profond et réparateur, et une phase de sommeil paradoxal, caractérisé par le rêve.

2 Fonctions du sommeil

- La récupération physique : le patient se sent reposé.
- La récupération psychique : en cas de manque de sommeil, le patient peut présenter une irritabilité.
- La réparation des muscles, de la peau, des os : important dans le cas d'une chirurgie et/ou un traumatisme.
- Action sur la stimulation du système immunitaire : pour se protéger des infections.
- Le sommeil favorise la mémorisation.
- Chez l'enfant : l'hormone de croissance est libérée durant le sommeil et le système nerveux poursuit sa maturation (pendant les premières années de vie).

3 L'installation du patient

➤ En fonction de son état de santé

- Position demi-assise en cas de difficultés respiratoires.
- Position antalgique (*ex.* : membres surélevés, arceau de lit).

➤ Garantir la sécurité du patient

- S'assurer que le malade dispose de tout le matériel nécessaire dans la vie quotidienne à proximité permet d'éviter un risque fréquent, en particulier pour les personnes ayant une mobilité réduite : la chute.
- Il est possible de relever les barrières du lit pendant le repos et le sommeil pour éviter ce risque.

Le patient doit pouvoir appeler à tout moment l'équipe soignante. Celui- ci doit avoir la sonnette à disposition en permanence.

MÉMO 16 SUITE

Aide au sommeil

➤ Garantir le confort du patient

- Évaluation de la douleur régulière.
- Respecter les habitudes de vie de la personne soignée.

En complément des informations recueillies lors de l'accueil du patient, l'aide soignant(e) peut proposer des soins d'hygiène avant le coucher : lavage des mains, dents, visage, toilette intime.

➤ Comment favoriser le sommeil ?

- Une bonne connaissance des habitudes de chaque patient permettra une prise en charge adaptée autour du sommeil.
- L'attitude du soignant, de l'aide-soignant(e) doit se vouloir rassurante.
- Toujours en tenant compte des habitudes de la personne soignée, l'aide-soignant(e) peut envisager de regrouper, décaler les soins afin de favoriser le repos de l'individu.
- L'atmosphère de la chambre : aération journalière, luminosité adaptée de la chambre et du service.
- Lutter contre le bruit.

Tous les éléments recueillis (évaluation de la qualité et de la quantité du sommeil) seront transmis à l'équipe soignante (**transmissions orales et écrites dans le dossier de soins**) et permettront, éventuellement, de remédier aux difficultés rencontrées par le patient.

Module 2

L'état clinique d'une personne

17 Organisation et régions du corps humain

1 Les niveaux d'organisation

La figure suivante montre les différents niveaux d'organisation de l'organisme.

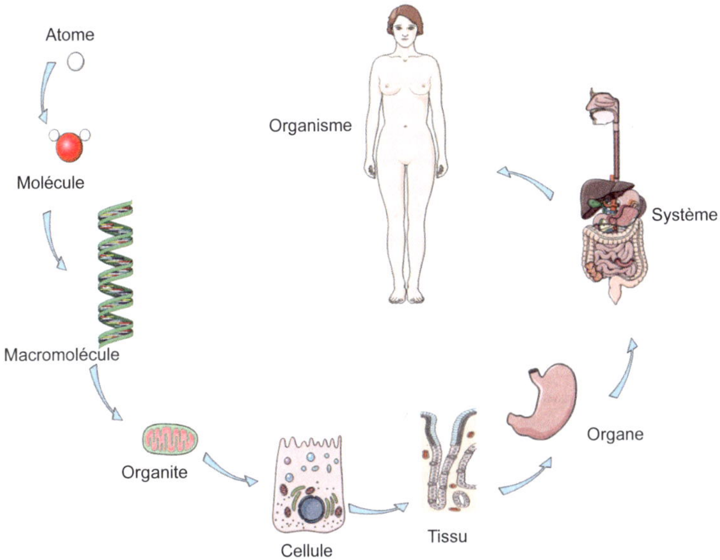

▶ **Les niveaux d'organisation**

Organisation et régions du corps humain

2 Les trois plans dans l'espace

Il est habituel de décrire trois plans anatomiques :

- le plan frontal ;
- le plan transversal ;
- le plan sagittal.

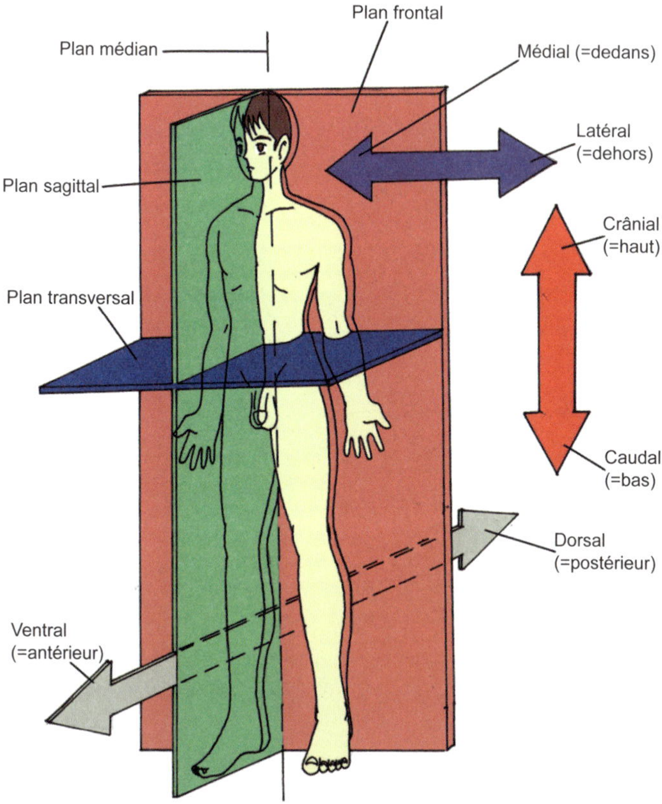

▶ **Les plans dans l'espace**

3 Les cavités du corps

Le corps est composé de cavités qui contiennent les viscères (organe contenu dans une cavité, exemple : le cerveau dans la cavité cranienne est un viscère).

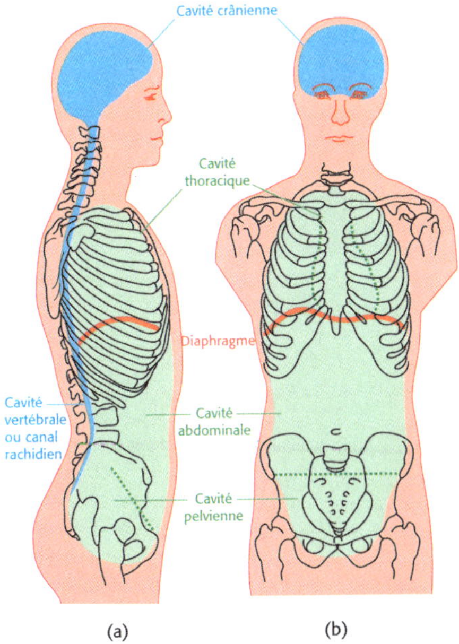

▶ **Les cavités corporelles**

Les viscères sont entourés d'enveloppes, les séreuses, qui assurent une cohésion sans empêcher les mouvements et une protection immunitaire. Parmi les séreuses on trouve : les plèvres, autour des poumons, les méninges, autour du système nerveux central, le péritoine, autour de l'abdomen et le péricarde, autour du cœur.

Organisation et régions du corps humain

4 Les régions du corps

Le corps est divisé en trois grandes régions :

- la tête ;
- le tronc ;
- les membres.

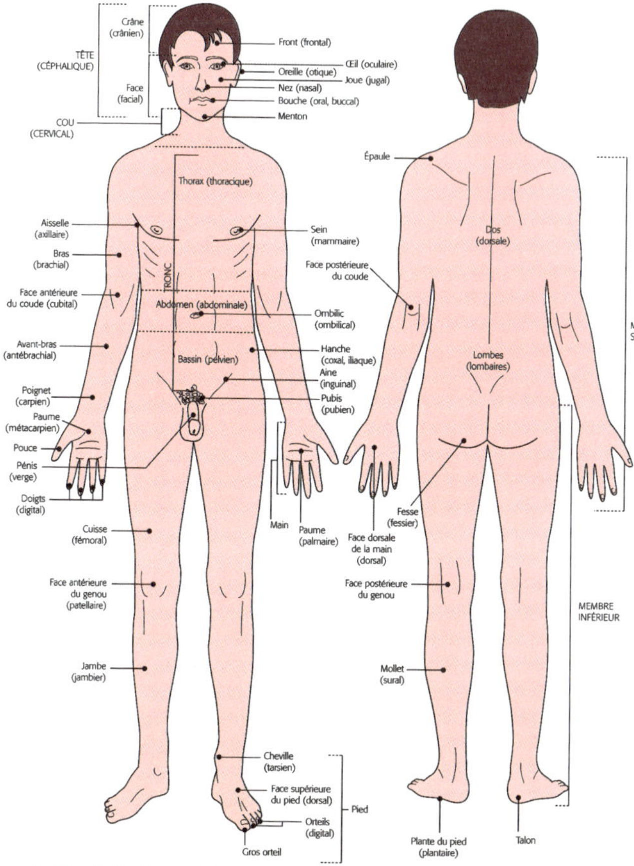

▶ **Morphologie et régions corporelles en vues antérieure et postérieure**

18 Physiologies nerveuse et endocrine

1 Le système nerveux

Le système nerveux est spécialisé dans la **conduction**, la **transmission** et le **traitement** des informations. Présent dans toutes les régions du corps, il représente un des plus importants moyens de communication de l'organisme. C'est le siège des émotions, de la pensée, de la conscience.

➤ Organisation du système nerveux

- Le **système nerveux central** comprend :
  - la moelle épinière ;
  - l'encéphale ;
  - le tronc cérébral ;
  - le cervelet.
- Le **système nerveux périphérique** comprend :
  - nerfs crâniens issus du tronc cérébral ;
  - nerfs rachidiens.
- Le **système nerveux végétatif** comprend :
  - le système nerveux sympathique ;
  - le système nerveux parasympathique.

➤ Le neurone

Le neurone est une cellule nerveuse, élément de base du tissu nerveux.
Il possède deux prolongements :
- les **dendrites** : prolongements cellulaires courts aux nombreuses ramifications. Leurs points de contact, les **synapses**, sont des lieux de transmission chimiques (neurotransmetteurs) ;
- l'**axone** : prolongement cytoplasmique unique qui transmet l'influx nerveux. L'axone est protégé par la **gaine de myéline** qui augmente la vitesse de transmission de l'influx nerveux.

➤ La moelle épinière

La moelle épinière fait suite au tronc cérébral. Elle est enfermée dans le canal rachidien.
Elle est composée :
- d'une partie centrale, la **substance grise** ;
- d'une partie périphérique, la **substance blanche**.

Elle donne naissance aux 31 paires de nerfs rachidiens.

Physiologies nerveuse et endocrine

➤ Le système nerveux périphérique

On distingue :

- les **nerfs crâniens**, 12 paires, ils naissent dans l'encéphale et dans le tronc cérébral. Il en existe 3 types :
  - sensitif ;
  - moteur ;
  - mixte : possède la fonction sensitive et motrice.
- les **nerfs rachidiens**, 31 paires, ils naissent dans la moelle épinière.

➤ Le système nerveux végétatif

Le système nerveux végétatif dirige et coordonne les fonctions internes de l'organisme, son fonctionnement est automatique. Il comprend :

- le **système sympathique**, globalement excitateur ;
- le **système parasympathique**, globalement inhibiteur.

2 La physiologie sensorielle

Les organes sensoriels reçoivent des informations de l'environnement appelés « **stimuli** » (lumière, son, odeur, saveur) *via* des récepteurs de la sensibilité (neurones ou fibres nerveuses réceptrices, cellules sensorielles).

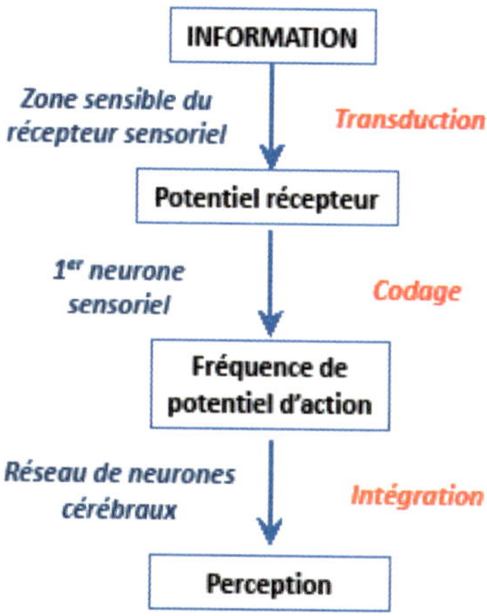

▶ **Transformation de l'information en perception**

On distingue :
- la vision (la vue) ;
- l'audition (l'ouïe) ;
- la somesthésie (le toucher) ;
- la gustation (le goût) ;
- l'olfaction (l'odorat).

Ces différents sens mettent en jeu des organes sensoriels qui renseignent donc l'organisme sur l'état du milieu extérieur et intérieur.

A La somesthésie (toucher)

La peau est l'organe du toucher qui permet la somesthésie ou sensation du corps. Elle nous permet le contact avec l'environnement et fonctionne comme un système d'alarme naturel.

Pour répondre à des stimuli très variés, la peau possède plusieurs sortes de récepteurs sensoriels ou corpuscules. À chaque sorte de récepteurs correspond une information particulière.

Le sens du toucher nous permet ainsi d'identifier la forme, la texture des objets. Il nous permet aussi de ressentir le chaud, le froid – on parle de thermoception – ou la douleur – on parle alors de nociception – et donc de prendre soin de nous.

B La gustation (goût)

La langue est l'organe du goût. Elle est composée de nombreux organes sensoriels, appelés « papilles », dispersés sur sa surface.

Les bourgeons du goût se trouvent sur les papilles. Ils contiennent les récepteurs gustatifs permettant de discerner les quatre saveurs fondamentales :

Goût	Exemple d'aliment
Sucré	sucre de table, glucose, aspartame
Umami	glutamate, sauce soja
Amers	café, bière, quinine
Salé	sels de table (NaCl)
Acide	citron, boissons gazeuses

Physiologies nerveuse et endocrine

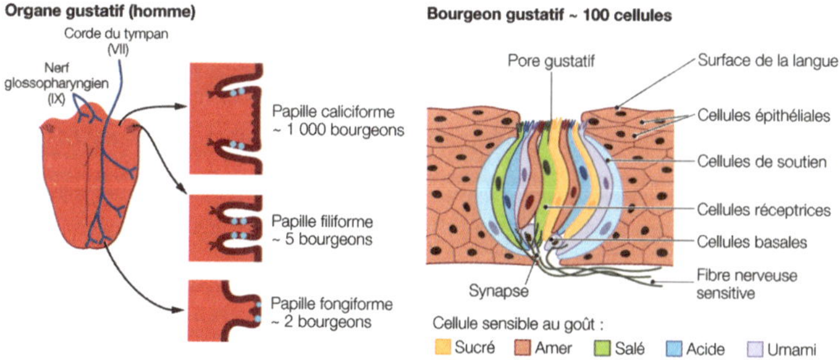

▶ **Origine et voies nerveuses de l'information gustative**

C L'olfaction (odorat)

Les odeurs sont des **molécules volatiles** contenues dans l'air et vont emprunter deux voies possibles :

- En respirant par voie nasale (**voie orthonasale**), les molécules viennent alors uniquement de l'environnement.
- Lors de la déglutition (**voie rétronasale**), les molécules proviennent alors en plus de composés extraits lors de la mastication.

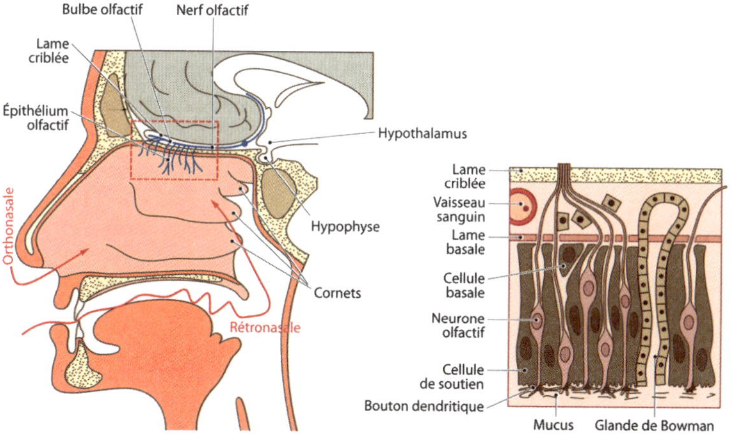

▶ **Perception des odeurs**

Le haut de la cavité nasale contient des **cellules ciliées** qui forment l'**épithélium olfactif**.

Les **neurones olfactifs** qui lui sont associés fixent les odeurs qui sont ensuite transmises au cerveau.

D L'audition (ouïe)

Les sons sont créés par une perturbation dans l'air, appelée « **vibration** ».

➤ Structure de l'oreille externe et moyenne

Les vibrations dans l'air arrivant aux tympans vont être transmises à l'oreille interne (cochlée) via les osselets (marteau, enclume et étrier).

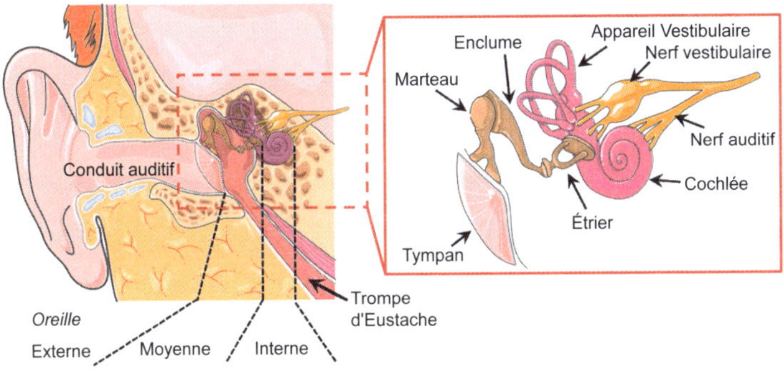

▶ **Structure de l'oreille**

➤ Équilibre et système vestibulaire

Le système vestibulaire permet à notre cerveau de connaître non seulement l'orientation de notre corps mais aussi les forces qui s'y appliquent (accélération, rotation...).

Physiologies nerveuse et endocrine

E La vision (vue)

- Les rayons lumineux pénètrent alors dans l'œil *via* la **cornée**.
- L'entrée de lumière est régulée grâce à l'**iris** et la **pupille**.

Les muscles de l'iris s'adaptent constamment pour réguler la quantité de lumière à laquelle la pupille est exposée.

La lumière qui est autorisée à passer à travers la pupille poursuit son chemin et traverse le **cristallin**, qui fonctionne comme une lentille d'appareil-photo.

Le cristallin de l'œil inverse l'image de l'objet qui est projeté à l'envers sur la surface du globe oculaire appelée « **rétine** », qui contient les cellules sensorielles de la vision.

- La rétine transforme l'énergie lumineuse en messages électriques qui sont transmis au cerveau par le **nerf optique** et le **chiasma optique**.

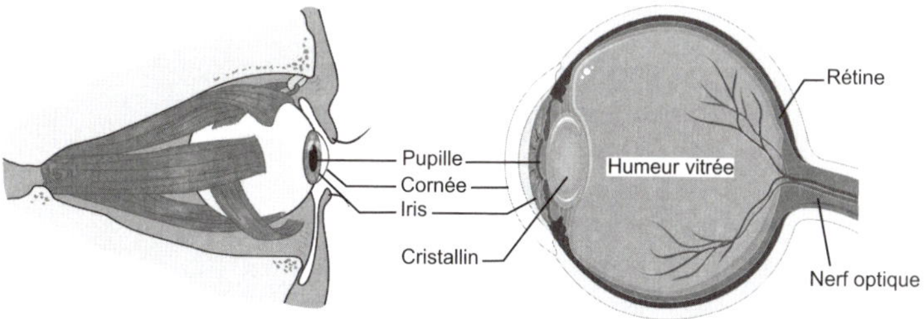

3 Le système endocrinien

Les **glandes endocrines** contrôlent les fonctions de l'organisme par l'intermédiaire de substances chimiques appelées « **hormones** ».

Elles sont produites par des cellules endocrines et agissent à distance comme des messagers chimiques sur des cellules cibles.

Les hormones sont véhiculées dans tout le corps grâce à la circulation sanguine.

Physiologies nerveuse et endocrine

Les différents organes du système endocrinien sont situés dans des régions différentes :

Glandes	Localisation	Rôle endocrine
Hypophyse	Cavité crânienne	Contrôlée par l'hypothalamus elle contrôle de nombreuses autres glandes (*ex.* thyroïde, ovaires...)
Pinéale	Cavité crânienne	Rythmes biologiques ; mélatonine
Thyroïde	Le cou	Métabolisme, thermorégulation
Glandes surrénales	Au-dessus des reins	Stress (adrénaline), corticoïdes
Pancréas	Cavité abdominale	Régulation de la glycémie : – insuline (baisse la glycémie, hormone hypoglycémiante) ; – glucagon (augmente la glycémie, hormone hyperglycémiante)
Ovaires-Testicules	Cavité pelvienne	Hormones sexuels
Thymus	Thorax	Immunité
Parathyroïdes	Cou	Régulation de la calcémie

19 Les grandes fonctions

1 Le système circulatoire

L'appareil circulatoire est composé du cœur et des vaisseaux. Les portions contenant du sang hématosé (riche en dioxygène) sont colorées en rouge et celles contenant du sang non hématosé (pauvre en dioxygène) en bleu.

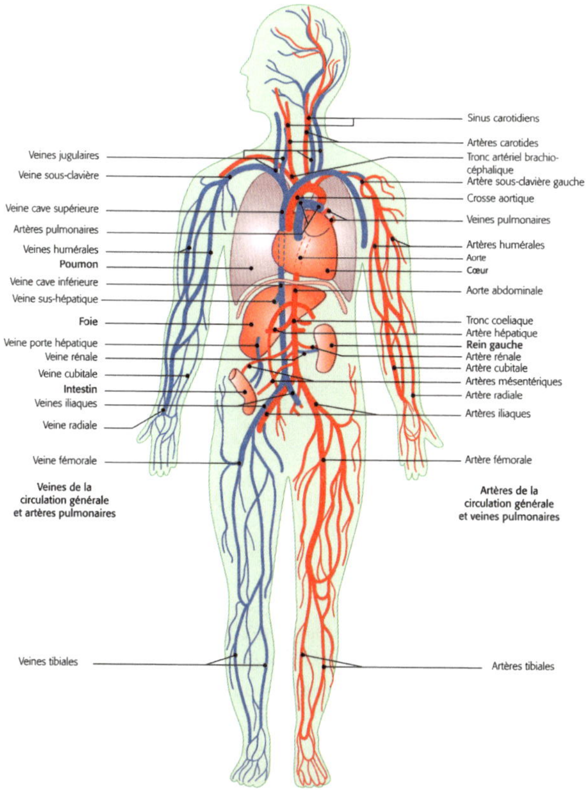

▶ L'appareil circulatoire

19 Les grandes fonctions

Le cœur est situé dans le médiastin et l'apex cardiaque pointe vers la gauche, au-dessus de la sixième côte sternale gauche. Il est composé de 4 cavités et propulse le sang dans les circulations pulmonaire et systémique.

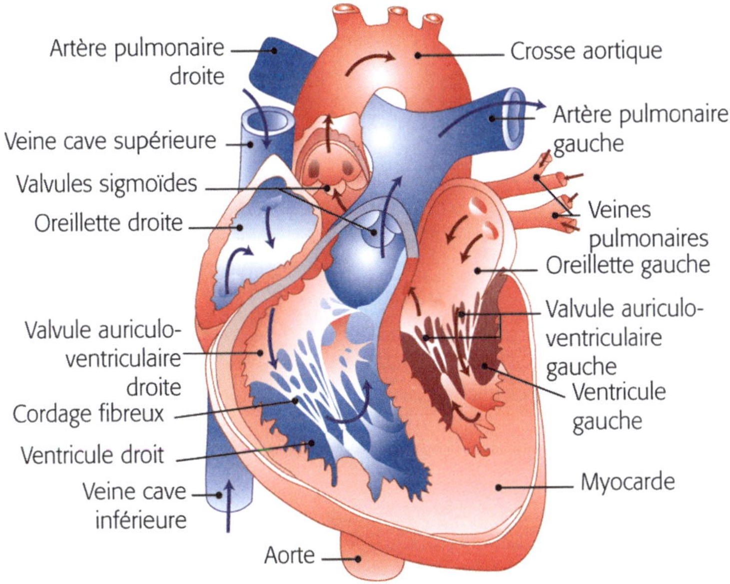

▶ **Coupe longitudinale du cœur**

- Il y a trois sortes de **vaisseaux sanguins** :
- les **artères** reçoivent le sang qui part du cœur et le transporte vers les autres parties du corps ;
- les **capillaires** sont des vaisseaux sanguins très fins. Leur paroi très mince permet l'échange avec les cellules qu'elles irriguent.

Les éléments véhiculés par le sang, comme l'oxygène, sont échangés au niveau de la paroi des capillaires ;
- les **veines** ramènent le sang au cœur.

Les grandes fonctions

• Le **cœur** est un muscle creux. La cavité du cœur est divisée en quatre compartiments :
– les **oreillettes** gauche et droite ;
– les **ventricules** gauche et droit.

• Dans la circulation sanguine, on distingue la grande et la petite circulation :
– la **grande circulation** :
le sang passe de l'oreillette gauche au ventricule gauche qui le propulse vers toutes les cellules de l'organisme via l'artère aorte ;
– la **petite circulation** :
le sang passe de l'oreillette droite au ventricule droit qui le propulse vers les poumons via l'artère du tronc pulmonaire. Dans les poumons, le gaz carbonique est éliminé vers l'extérieur et le sang est enrichi dioxygène. Le sang oxygéné retourne vers l'oreillette gauche, et le cycle recommence.

➤ Composition du sang

Le sang se compose de plasma et d'éléments figurés (globules rouges et globules blancs).
Le corps humain d'un adulte contient approximativement 5 à 6 litres de sang.
Le **plasma** est un liquide jaunâtre dans lequel les cellules sanguines sont en suspension.

➤ Fonctionnement du système circulatoire

Les contractions du muscle cardiaque propulsent le sang. La fréquence des battements du cœur détermine le rythme cardiaque.
C'est cette fréquence qui est mesurée lorsqu'on palpe le « **pouls** ».
La puissance de la contraction du cœur et la dilatation des vaisseaux sanguins déterminent la **tension artérielle**.

2 L'appareil respiratoire

L'appareil respiratoire est l'appareil qui permet la respiration, c'est-à-dire les échanges gazeux entre l'organisme et l'environnement.

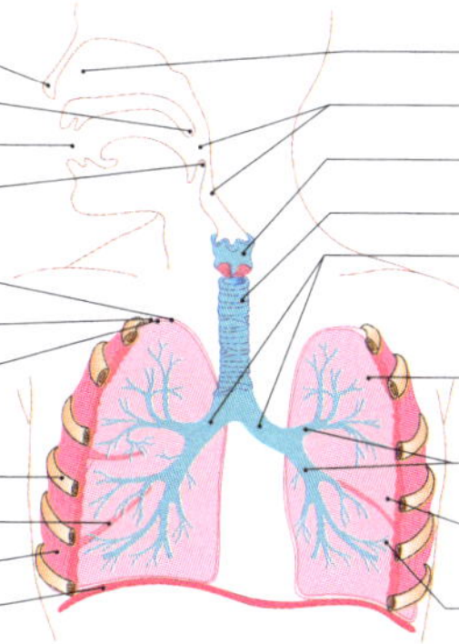

▶ **L'appareil respiratoire**

- L'appareil respiratoire est composé :

– des **voies aériennes supérieures** :
à l'extérieur du thorax : les fosses nasales, la cavité buccale, le pharynx et le larynx ;
– des **voies aériennes inférieures** :
à l'intérieur du thorax : la trachée, les bronches, les bronchioles et les alvéoles.

- Les voies aériennes se divisent en :

– **zone de conduction** :
comprend la trachée, les bronches et les bronchioles ;
– **zone respiratoire** :
comprend les bronchioles respiratoires, les conduits alvéolaires et les alvéoles.

Les grandes fonctions

- Les **poumons** sont contenus dans la cavité thoracique.

Ce sont des organes légers, élastiques et spongieux qui contiennent principalement de l'air.
Ils sont irrigués par la circulation pulmonaire ou **petite circulation**.
Le sang y est conduit par l'artère pulmonaire contenant du sang **non hématosé** (pauvre en O_2), le sang **hématosé** repart au cœur par les veines pulmonaires.

3 Le système gastro-intestinal ou appareil digestif

Système qui prend la nourriture, la digère pour en extraire de l'énergie et des nutriments, et évacue le surplus en matière fécale.

A Anatomie de l'appareil digestif

L'appareil digestif est composé de l'ensemble des organes qui assurent la digestion des aliments.
On distingue les organes digestifs supérieurs et inférieurs.

➤ Les organes digestifs supérieurs

- La **bouche**, tapissée d'une muqueuse, contient les dents et la langue.
- Les **glandes salivaires** produisent la salive.
- Le **pharynx** fait communiquer la bouche avec l'œsophage.

C'est un carrefour entre les voix digestives et respiratoires, un mauvais fonctionnement peut augmenter le risque de « fausse-route ».

➤ Les organes digestifs inférieurs

- L'**œsophage**, l'**estomac** et l'**intestin** (lui-même divisé en intestin grêle, gros intestin, côlon et rectum).
- Les **glandes digestives** sont des glandes situées dans la paroi du tube digestif ou à proximité et qui produisent un suc digestif :

– la paroi de l'estomac produit du **suc gastrique** ;
– le pancréas produit du **suc pancréatique** ;
– le foie produit **la bile ;**
– la paroi de l'intestin produit du **suc intestinal**.

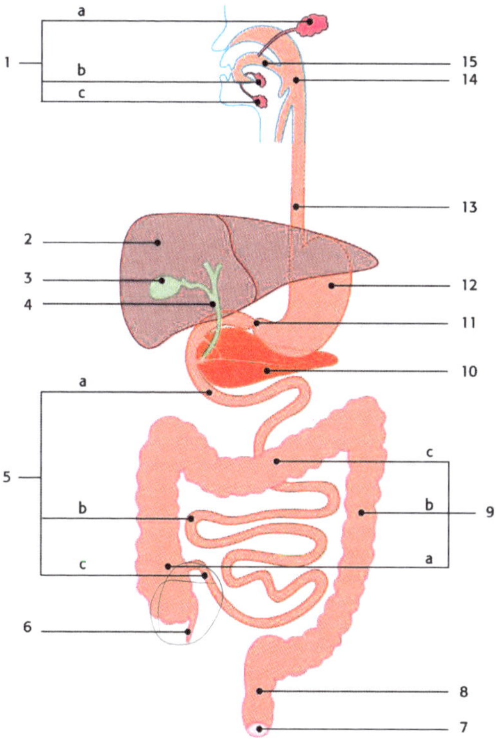

1. Glandes salivaires ; salive
1a. Glandes parotides
1b. Glandes sub-linguales ; langue
1c. Glandes sous-maxillaires
2. Foie
3. Vésicule biliaire
4. Canal cholédoque ; bile
5. Intestin grêle
5a. Duodénum
5b. Jéjunum
5c. Iléon
6. Appendice
7. Anus
8. Rectum
9. Côlon
9a. Côlon ascendant
9b. Côlon descendant
9c. Côlon transverse
10. Pancréas
11. Pylore
12. Estomac
13. Œsophage
14. Pharynx
15. Bouche ; comprend la langue, les dents, les gencives

▶ **L'appareil digestif**

MÉMO 19 SUITE

Les grandes fonctions

B Digestion et absorption

• Des **sécrétions chimiques** et **enzymatiques** vont permettre la digestion des aliments en nutriments. Le contenu du tube digestif progresse à l'intérieur du tube sous l'effet de **contractions péristaltiques**.

Organe	Fonction de digestion
Bouche	Mastication et production de salive qui permet la lubrification du bol alimentaire, elle contient aussi l'amylase (enzyme) qui digère les glucides.
Œsophage	Achemine activement le bol par péristaltisme jusqu'à l'estomac.
Estomac	Malaxe et produit des enzymes (pepsine) qui digèrent les aliments et de l'acide chlorhydrique (HCl) qui stérilise le bol. L'estomac stocke également le bol.
Pancréas	L'action exocrine du pancréas permet la sécrétion du suc pancréatique, dans le duodénum, chargé de toutes les enzymes permettant la digestion des glucides, lipides, protides et acides nucléiques (ADN).
Foie	Sécrète la bile qui facilite la digestion des lipides.
Intestin grêle	Sécrète le suc intestinal qui termine la digestion des aliments en nutriments.

• **L'absorption** est le passage des nutriments de la lumière intestinale vers le milieu intérieur c'est-à-dire le sang ou la lymphe. Les glucides, les protides et les acides gras courts passent dans le capillaire sanguin et les acides gras longs et le cholestérol passent dans le chylifère (lymphe) sous la forme de chylomicrons.

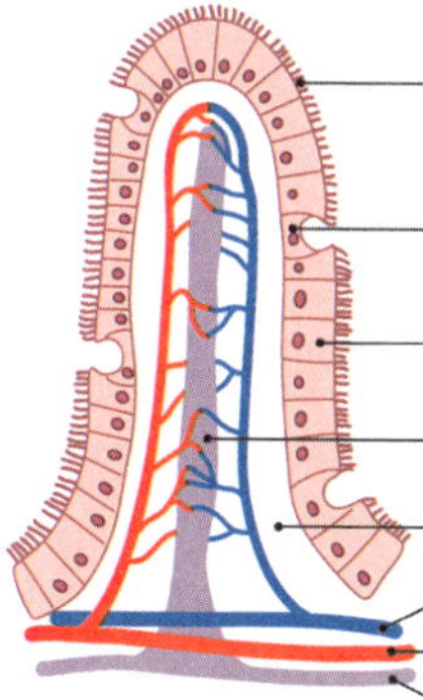

▶ **La vascularisation des villosités intestinales**

• Le système porte hépatique permet au foie de stocker les molécules importantes (glucose sous forme de glycogène), de détoxifier les substances toxiques (alcool, médicaments...).

4 Le système urinaire

Le système urinaire comprend les organes urinaires et est souvent étudié en combinaison avec le système reproducteur, qui comprend les organes génitaux, du fait qu'ils sont situés dans la même région du corps et qu'ils partagent un certain nombre de fonctions.
L'appareil urinaire est pratiquement le même chez l'homme et chez la femme, à l'exception notable de l'**urètre** qui, chez l'homme, se prolonge dans le **pénis**, alors qu'il s'ouvre dans la **vulve** chez la femme.
Le système urinaire comprend :
- les reins ;
- la vessie ;
- l'urètre ;
- les uretères et de nombreux vaisseaux sanguins.

Les **reins** sont deux organes en forme de haricot situés dans la partie postérieure de l'abdomen, de part et d'autre de la colonne vertébrale. L'urine

produite par les reins est conduite par deux **uretères** vers la vessie ou elle est stockée jusqu'à la miction. L'urine quitte la vessie par l'**urètre**.
Chez l'homme ce conduit est commun aux voies génitales et urinaires.
Chez la femme ce conduit est plus court et est séparé des conduits génitaux.
Le **néphron** est l'unité fonctionnelle du rein. Cette structure permet aux reins de filtrer le sang des déchets produits par l'organisme sous forme liquide : l'**urine**.
On compte 1,3 millions de néphrons dans chaque rein humain.
Ainsi, chaque jour le cœur envoie 900 litres de sang vers les reins soit 700 ml/mn. Le sang est filtré 36 fois par jour. La production d'urine étant d'environ 1,5 litre par jour.

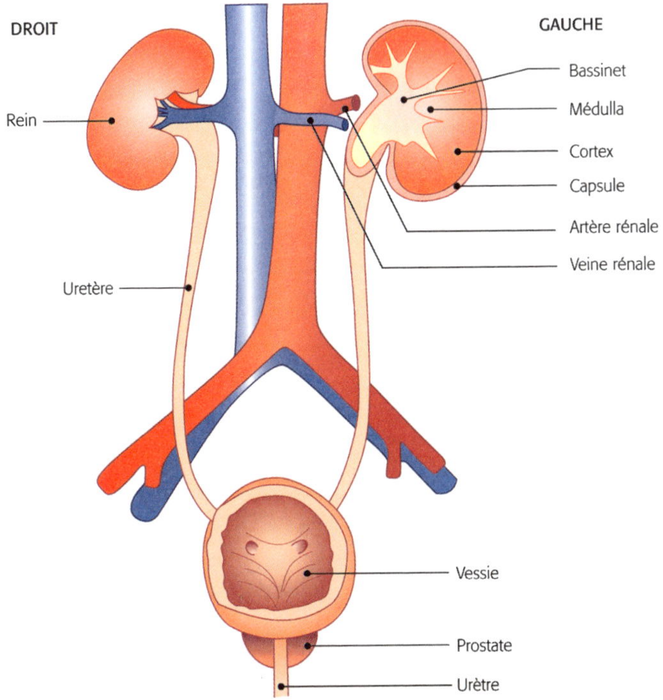

▶ **L'appareil urinaire et la prostate**

5 Les appareils génitaux masculin et féminin

A Les appareils génitaux :

Ils sont situés dans la cavité pelvienne.

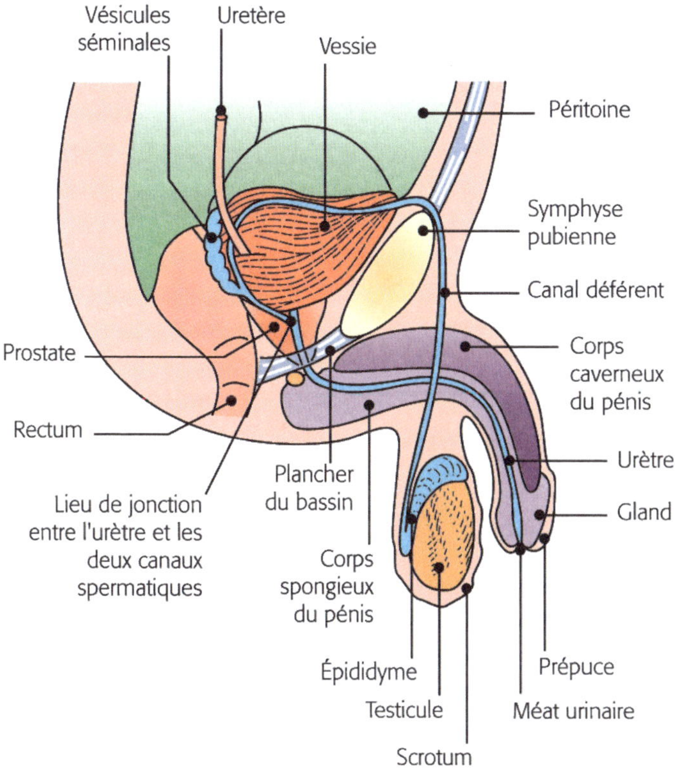

▶ **Les différentes structures de l'appareil reproducteur de l'homme**

Les grandes fonctions

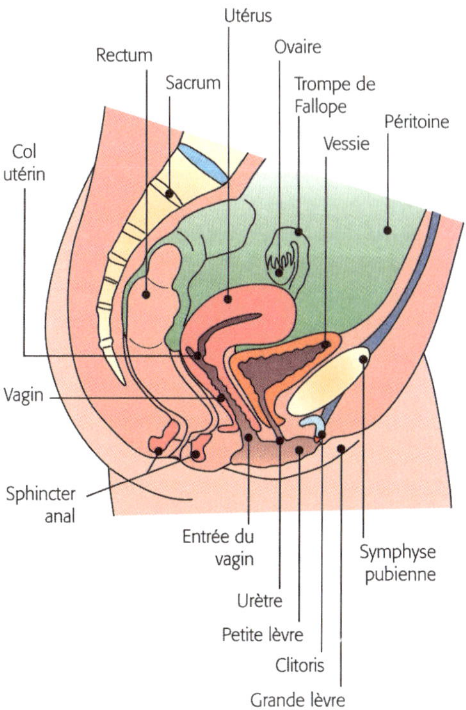

▶ **Les différentes structures de l'appareil reproducteur de la femme**

B Physiologie des appareils reproducteurs :

L'appareil reproducteur entre en activité à la puberté sous la commande de l'axe hypothalamo-hypophysaire.

Le fonctionnement des ovaires, de l'utérus et du vagin est cyclique. Le cycle ovarien comprend deux phases séparées par un événement : l'ovulation.

- La phase folliculaire se déroule du 1er jour du cycle (=1er jour des règles) jusqu'au 13ème.
- L'ovulation se produit le 14ème jour et correspond à l'expulsion d'un ovocyte II dans le pavillon des trompes de Fallope.

• La phase lutéale se déroule du 15ème au 28ème jour est se caractérise par la transformation du follicule de De Graaf en un corps jaune sécréteur de progestérone principalement et œstrogènes.
Les œstrogènes, à ce stade renforce les effets de la progestérone sur la muqueuse utérine qui consistent en une spiralisation des vaisseaux et des glandes conférant à l'endomètre un aspect de dentelle utérine.
A la fin de la phase lutéale, la chute des concentrations en progestérone et œstrogènes aboutit à la destruction de l'endomètre à l'origine des menstruations.

C La fécondation :

Elle correspond à la rencontre entre un spermatozoïde et un ovocyte dans le tiers supérieur des trompes au niveau de l'ampoule de la trompe de Fallope. La fécondation se déroule en plusieurs étapes dont la fusion des gamètes aboutissant à la formation d'un zygote (ou cellule œuf).

6 Le système osseux ou squelette

➤ Anatomie et structure des os

Le squelette humain est constitué :
- des **os** ;
- du **cartilage** ;
- et de **tissus conjonctifs**.

Il compte **206 pièces osseuses**.
On distingue 3 types d'os :
- les **os longs** (fémur) ;
- les **os courts** (vertèbres) ;
- les **os plats** (omoplate).

Les os sont reliés entre eux par des **ligaments**.
Les muscles sont attachés aux os par des **tendons**.
Le squelette comprend 2 parties ou groupes squelettiques : le squelette axial et le squelette appendiculaire.

Les grandes fonctions

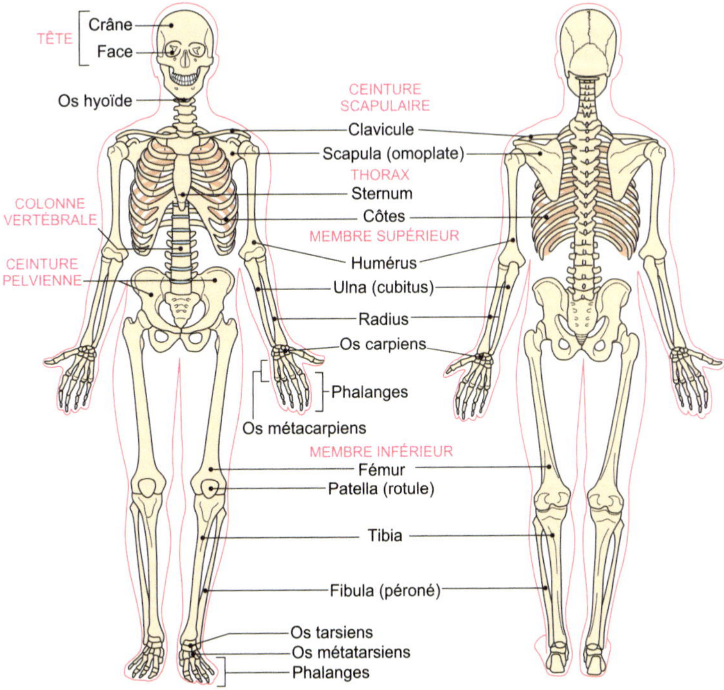

▶ **Vues antérieure et postérieure du squelette humain**

➤ Le squelette axial

Il comprend :

- le **crâne**, composé de 8 os qui forment la cavité crânienne qui contient et protège l'encéphale ;
- la **face** ;
- le **thorax**, délimité en avant du corps par l'ensemble des côtes pour former la cage thoracique composée de 12 paires de côtes.

Il forme la cavité thoracique qui protège le cœur, les poumons et les gros vaisseaux ;

- le rachis (colonne vertébrale) composé de l'empilement de 33 vertèbres, avec :
- 7 vertèbres cervicales ;
- 12 vertèbres dorsales ;
- 5 vertèbres lombaires ;
- 5 vertèbres sacrées soudées en une pièce, le sacrum ;
- 4 ou 5 vertèbres coccygiennes soudées pour former le coccyx.

➤ Le squelette appendiculaire

Il comprend les membres supérieurs et inférieurs et leur ceinture d'attache (scapulaire et pelvienne) au squelette axial.

- Le membre supérieur est composé de 3 segments :
- le bras formé par l'humérus ;
- l'avant-bras formé du radius et de l'ulna ;
- le poignet formé des os du carpe ;
- la main et les doigts formés des os métacarpiens et des phalanges.
- Le coude est l'articulation qui unit l'humérus, l'ulna et le radius.
- Le membre inférieur est composé de 3 segments :
- la cuisse formée par le fémur ;
- la jambe formée du tibia et de la fibula ;
- la cheville, le pied et les orteils formés des os du tarse, des os métatarsiens et des phalanges.
- Le genou est l'articulation qui unit le fémur, le tibia et la fibula.

➤ Rôle du système osseux

Il sert de charpente pour l'organisme et protège les organes mous ou viscères par les grandes cavités qu'il forme (crâne, thorax, bassin).

Il contient la moelle osseuse, qui élabore les éléments figurés du sang.

En relation avec les muscles, il intervient dans la motricité.

Il représente une réserve importante de minéraux, en particulier de calcium et de phosphore.

Les grandes fonctions

7 Le système musculaire

Les **muscles** sont des organes qui peuvent se contracter sous l'influence d'un stimulus. Ce sont les éléments moteurs du squelette du corps.
L'unité élémentaire du muscle est la **fibre musculaire**.

➤ Classification

Leur classification permet de distinguer 3 groupes musculaires :
- **muscles striés** ou **squelettiques** ;
- **muscles lisses** ou **viscéraux** ;
- **muscles cardiaques**.

➤ La structure du muscle squelettique

On distingue 2 parties :
- au milieu, un corps charnu, le **ventre musculaire**, volumineux, contractile et rouge ;
- aux extrémités, une partie tendineuse, le **tendon musculaire**, étroit, résistant et blanchâtre.

➤ Forme

Les muscles présentent une diversité morphologique, ainsi on distingue :
- **muscle long** : la longueur prédomine par rapport à la largeur et à l'épaisseur ;
- **muscle plat** : la longueur et la largeur prédominent par rapport à l'épaisseur ;
- **muscle court** : les trois dimensions sont réduites ;
- **muscle annulaire** : autour des orifices ;
- **muscle géométrique** : trapèze, carré, triangle.

8 Le système immunitaire

Ensemble des mécanismes biologiques qui permettent à l'organisme **d'assurer sa défense** ou **immunité**.
Tout organisme vivant est capable :
- de reconnaître et de tolérer ses constituants : soi ;
- d'éliminer ce qui lui est étranger : le non soi.

On distingue deux types d'immunité :
- l'immunité non spécifique ou naturelle ou innée ;
- l'immunité spécifique ou adaptative.

➤ L'immunité non spécifique

C'est l'ensemble des moyens de défense naturels, non spécifiques à un germe donné : ce sont les **défenses de surface** (peau, trachée, intestin) par l'étanchéité de la peau et des muqueuses.

Les défenses cellulaires se font grâce à :

- des cellules **macrophages**, des cellules **polynucléaires neutrophiles** et les cellules **natural killers** ;
- des **substances antimicrobiennes**.

Ce mode de défense est à l'origine de la **réaction inflammatoire** aux signes caractéristiques, rougeur, chaleur, douleur et induration.

➤ Immunité spécifique

C'est l'ensemble des moyens de défense qui sont spécifiques à un germe donné : l'objectif est l'éradication d'un certain nombre d'individus indésirables et d'éviter ainsi que les agressions se reproduisent.

Il y a deux réponses :

- la **réponse cellulaire** (activation des lymphocytes T) ;
- la **réponse humorale** (activation des lymphocytes B).

➤ La réaction immunitaire

Elle a pour but de reconnaître un antigène (agent étranger) par une cellule immunitaire.

- La réponse humorale

Il y a production par les lymphocytes B activés d'**anticorps** suite à l'introduction d'un antigène.

Les anticorps ou **immunoglobulines** (Ig) sont des protéines complexes.

Chez l'Homme, il y a 5 classes d'Anticorps : Ig G, Ig A, Ig E, Ig M, Ig D.

- La réponse cellulaire

L'introduction de l'antigène aboutit à la formation de **lymphocytes T** activés qui ne fabriquent pas d'anticorps mais développent une toxicité à l'égard des cellules infectées, on parle de la cytotoxicité.

➤ Les lymphocytes cytotoxiques sont les lymphocytes T8.

Certains antigènes, comme les toxines bactériennes, sont éliminés plus efficacement par la réponse humorale (Lymphocyte B sécréteur d'anticorps) et d'autres, comme les virus qui infectent les cellules, sont éliminés par la destruction des cellules infectées par une réponse cellulaire (lymphocyte T8 cytotoxique). Les lymphocytes T4 organisent la réponse immunitaire en adaptant la réponse en fonction de l'antigène, leur participation est essentielle et on les qualifie souvent de "chef d'orchestre" de la réponse immunitaire.

Remarque : les lymphocytes T4 sont la cible du VIH qui désorganise ainsi la réponse immunitaire la rendant inefficace.

Le système immunitaire protège également du développement des cellules tumorales.

20 Anatomie et physiologie de la peau et des muqueuses

1 La peau

La peau est l'enveloppe externe du corps, elle se prolonge au niveau des orifices internes en changeant de structure formant ainsi les **muqueuses**.

A Anatomie

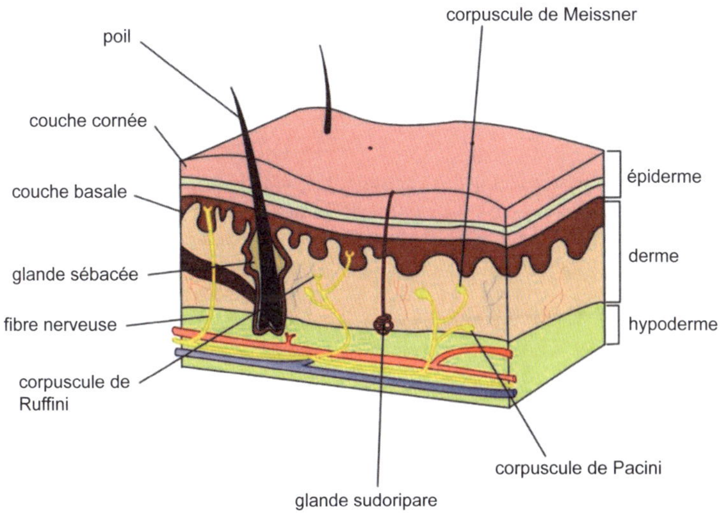

► **Structure générale de la peau**

MÉMO 20 SUITE

Anatomie et physiologie de la peau et des muqueuses

B Rôles physiologiques de la peau

Les rôles de la peau sont multiples et variés, on peut citer entre autres :

- son rôle **protecteur** contre les agressions venant de l'extérieur ;
- son rôle de **régulateur thermique** ;
- son rôle dans l'**immunité innée** puisqu'elle est une barrière physique contre les agents microbiens, et possède des cellules immunitaires sentinelles ;
- son rôle **métabolique**, synthèse de la vitamine D.

C Les glandes annexes

- Les **glandes sudoripares** : eccrines (le corps, thermorégulation) et apocrines (aisselles, génitales, mamelons).
- Les **glandes sébacées** : produisent le sébum, lubrification des poils et propriétés antimicrobiennes.
- Les **glandes mammaires** existent aussi bien chez la femme que chez l'homme mais elles sont sous forme involuée chez ce dernier.

Les glandes mammaires ou lactogènes sont localisées au niveau des seins et sont constituées de lobes séparés par des cloisons conjonctives.

Les glandes mammaires, dont le développement est sous l'influence d'hormones sexuelles (œstrogènes et progestérone), sont actives seulement en période d'allaitement et produisent le lait maternel, un aliment indispensable au bébé lors des premiers mois de sa vie.

D Les phanères

Les phanères chez l'Homme sont représentés par les **poils**, les **cheveux** et les **ongles**.

Ces trois structures sont toutes constituées par une protéine commune : la **kératine**.

2 Les muqueuses

A Composition

Les muqueuses (du latin *mucus*) sont des minces couches de tissus qui tapissent les cavités ouvertes vers le milieu extérieur.

Elles se composent de (voir Absorption intestinale) :

- **cellules épithéliales** ;
- **tissu conjonctif** sous-jacent que l'on nomme **chorion** fortement vascularisé.

Épithélium et tissu conjonctif sont séparés par une **lame basale**.

Les muqueuses sont présentes aussi bien visibles que cachées, ce sont :

- toutes les parois du tube digestif ;
- toutes les parois de l'appareil respiratoire ;
- les zones urogénitales.

B Rôles

Les rôles des muqueuses sont liés à leur structure particulière, fine épaisseur, grandes surfaces et forte vascularisation constituant ainsi des **zones d'échanges** privilégiées et permettant :

- **absorption** (voir Absorption intestinale) ;
- **sécrétion** (majorité des muqueuses).

C La sécrétion

La majorité des muqueuses est composée de cellules dites « caliciformes » qui ont la propriété de sécréter du **mucus** (il s'agit d'une substance visqueuse).

Le mucus assure une humidification de la muqueuse et a un rôle protecteur en piégeant les substances et particules.

On peut citer :

- le **mucus digestif** protège ainsi le tube de l'autodigestion, son absence à certains endroits peu favoriser l'apparition d'ulcérations ;
- les **muqueuses respiratoires**, **bronches** et **alvéoles**, dotées respectivement de cils et de poils servant à empêcher les particules étrangères inhalées d'atteindre les parties profondes du poumon.

MÉMO 21 Lien entre santé et maladie

1 Notion de santé

➤ Notion OMS

En 1946 pour l'Organisation Mondiale de la Santé (OMS) :
« la santé est un état de complet bien-être physique, mental et social, et ne consiste pas seulement en une absence de maladie ou d'infirmité ».

2 Notion de maladie

• La **maladie** est une altération des fonctions ou de la santé d'un organisme vivant.
On parle aussi bien de la maladie, se référant à l'ensemble des altérations de santé, que d'une maladie, qui désigne alors une entité particulière caractérisée par des causes, des symptômes, une évolution et des possibilités thérapeutiques propres.

• **Un malade** est une personne souffrant d'une maladie, qu'elle soit déterminée ou non.
La plupart du temps ce terme est utilisé pour désigner un être humain. Lorsqu'il est pris en charge par un médecin ou qu'il reçoit une attention médicale, il devient alors un patient.

3 Lien entre santé et maladie

La **santé** et la **maladie** sont parties intégrantes de la vie du processus biologique et des interactions avec le milieu social et environnemental. Une altération de l'état physiologique ou morphologique normal fait apparaître la maladie que l'on oppose à la santé.

4 Classification des maladies

Une classification des maladies peut se définir comme un ensemble organisé de rubriques dans lesquelles on range des entités morbides en fonction de certains critères établis qu'il est possible de choisir de nombreuses manières. Les systèmes de classement sont nombreux, et celui qui sera choisi dans chaque cas particulier sera déterminé par les préoccupations du chercheur.

22 La douleur et son expression

1 La douleur et la santé publique

La prise en charge de la douleur est une priorité de santé publique par :
- des recommandations de bonnes pratiques et/ou des référentiels HAS (**Haute Autorité en santé**) ;
- la création du **Comité de lutte contre la douleur (CLUD)** dès 2005 (création de protocoles, procédures, formation des soignants...).

2 Définition de la douleur

L'Association internationale pour l'étude de la douleur (IASP) définit ainsi la douleur :

« *La douleur est une expérience sensorielle et émotionnelle désagréable liée à des lésions tissulaires réelles ou potentielles ou décrites en termes de telles lésions.* »

→ Caractère subjectif et composante émotionnelle forte.

3 Physiopathologie

➤ La douleur nociceptive

La **nociception** est le terme utilisé pour désigner le processus sensoriel à l'origine du message nerveux qui provoque la douleur.

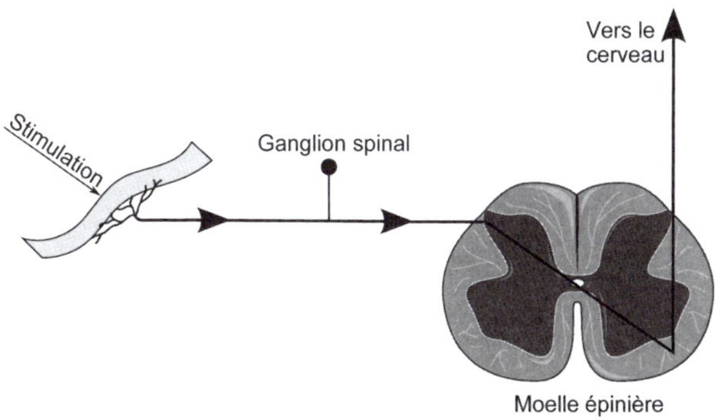

La douleur et son expression

➤ La douleur neuropathique

Elle résulte d'une lésion et/ou d'une irritation de l'un des éléments constitutifs, périphérique et/ou central des voies nociceptives.

➤ La douleur idiopathique et psychogène

C'est une douleur survenant généralement lors de névroses.

Parfois une cause irritative organique peut constituer un point de cristallisation lors d'une décompensation psychologique.

➤ Douleur aiguë et douleur chronique

- La **douleur aiguë** est une **douleur symptôme** d'installation récente et **transitoire** qui peut être assimilé à un **signal d'alarme** devant une agression vis-à-vis de l'organisme.
- La **douleur chronique** (après 3-6 mois) est une **douleur-maladie**, un syndrome à part entière, survenant dans des conditions pathologiques, **persistant** au cours du temps qui ne protège pas et qui devient néfaste.

4 Évaluation de la douleur

A Échelle visuelle analogique (EVA)

➤ Forme papier

L'intensité de la douleur est mesurée par la distance entre la position du trait et l'extrémité « pas de douleur ».

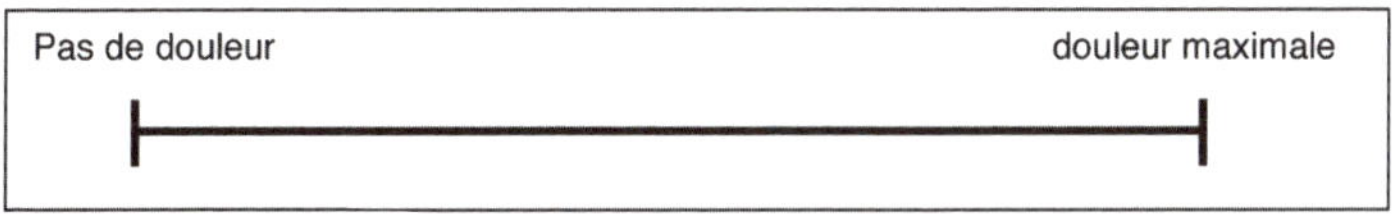

▶ **Échelle visuelle analogique (EVA) papier**

22 La douleur et son expression

➤ Forme « mécanique », réglette

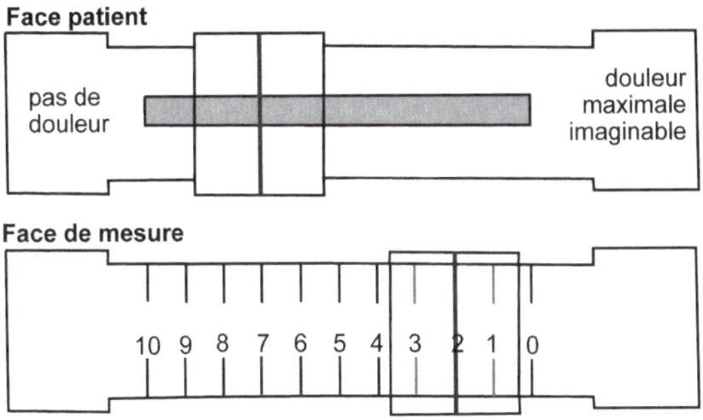

▶ Échelle visuelle analogique (EVA) mécanique

➤ Échelle numérique (EN)

Exemple de présentation écrite de l'échelle numérique

La note 0 correspond à « pas de douleur ». La note 10 correspond à la « douleur maximale imaginable ».

Douleur	0	1	2	3	4	5	6	7	8	9	10	Douleur maximale imaginable

▶ Échelle numérique (EN)

➤ Échelles verbales simples (EVS)

Elles sont constituées de 4 ou 5 catégories ordonnées de descripteurs. À chaque catégorie correspond un score.

Douleur	Scores	Soulagement	Scores
Absente	0	Nul	0
Faible	1	Faible	1
Modérée	2	Modéré	2
Intense	3	Important	3
Extrêmement intense	4	Complet	4

La douleur et son expression

B Échelle BPS (patient intubé et non intubé)

Elle tient compte de l'expression du visage, des mouvements des membres supérieurs et selon si le patient est intubé (adaptation au respirateur) ou pas (vocalisation).

5 Douleur et souffrance

« *On s'accordera donc pour réserver le terme douleur à des affects ressentis comme localisés, dans des organes particuliers du corps ou dans le corps tout entier, et le terme souffrance à des affects ouverts sur la réflexivité, le langage, le rapport à soi, le rapport à autrui...* » Paul Ricœur.

- Dès que la douleur entre dans le champ de la conscience, il s'agit de souffrance.
- Dès que le patient dit « *j'ai mal* », on peut parler de souffrance.

Rôle de l'aide-soignant

- L'aide-soignant doit toujours être à l'écoute du patient et prendre en compte l'expression de sa douleur.
- Il doit noter dans son dossier quelle échelle il a utilisé pour évaluer la douleur, l'heure et la date et signaler cette information à l'IDE.
- Il doit tenir compte de l'effet d'une administration d'antalgique avant de faire un soin si celui-ci est douloureux et, le cas échéant, attendre que l'IDE ait administré l'antalgique avant de pratiquer un soin douloureux.
- L'évaluation doit être aussi faite après l'administration de l'antalgique pour mesurer ses effets : ainsi l'aide-soignant signale à l'IDE les informations qu'il/elle aura recueillies auprès du patient à propos de sa douleur.

Une angoisse ou une peur peuvent masquer une douleur : il est donc nécessaire d'établir un lien de confiance et de sécurité pour le patient. Il faut tenir compte de ce qu'il dit et ne pas déprécier les informations recueillies.

23 Paramètres vitaux

1 Objectif : surveiller l'état général du patient

Pour toute mesure :
- effectuer un lavage simple des mains et/ou utiliser une solution hydro-alcoolique avant et après le soin ;
- s'informer des valeurs habituelles du patient ;
- transmissions écrites et orales pour assurer une qualité et une continuité des soins.

2 Les pulsations : pouls – fréquence cardiaque

• **Objectifs** : apprécier la fréquence et le rythme cardiaque ; évaluer la régularité et la force du pouls, déceler une bradycardie ou une tachycardie.
• **Réalisation** : rechercher les pulsations en appuyant doucement avec l'index et le majeur au niveau d'une artère pendant **une minute**. Attention une mesure sur 15 ou 30 secondes peut totalement fausser le résultat (pouls irrégulier).
• **Valeurs normales** : chez l'adulte : 60 à 100 pulsations par minute. La fréquence cardiaque est plus élevée chez le nourrisson et le jeune enfant que chez l'adulte.

3 Température

• **Objectifs** : déceler une hypothermie ou une hyperthermie.
• **Technique** : la prise de température peut être axillaire, rectale, buccale ou tympanique.
• **Valeurs normales** : la température normale se situe entre 36 °5 et 37 °5.

4 La pression artérielle

• **Définition** : variations pulsatiles de la pression au niveau artérielle suite aux contractions cardiaques.
• **Objectifs** : déceler une hypotension ou une hypertension pouvant signifier une aggravation de l'état hémodynamique du patient.
• **Technique** : repérer le trajet de l'artère humérale et positionner le brassard à 2 ou 3 cm du pli du coude. Placer le stéthoscope sur l'artère et au dessous du brassard. Fermer la vis de la poire de gonflage reliée au manomètre. Gonfler

doucement le brassard jusqu'à ce que le manomètre atteigne 20 mm de Hg. Dévisser progressivement afin de dégonfler lentement le brassard. L'apparition puis la disparition de bruits type « battements » entendus au stéthoscope, permettent de mesurer la maxima puis la minima (utilisation des chiffres indiqués sur le manomètre).

- **Précautions à prendre** : le matériel utilisé doit être adapté à l'âge et à la corpulence du patient. Certaines pathologies contre indiquent la mesure sur un des membres supérieurs (mastectomie, fistule...). Le membre porteur d'une voie d'abord (*ex.* : perfusion) ne peut être utilisé pour la mesure.
- **Les valeurs normales** chez l'adulte :
  - pression systolique (maxima) entre 100 et 150 mm de Hg ;
  - pression diastolique (minima) entre 50 et 85 mm de Hg.

La pression artérielle est beaucoup plus basse chez l'enfant que chez l'adulte.

5 Rythme respiratoire

- **Définition** : la fréquence respiratoire est le nombre de cycles respiratoires (inspiration et expiration) par minute, mesurés chez un individu.
- **Objectifs** : déceler une bradypnée, une polypnée ou une anomalie de l'amplitude respiratoire (*ex.* : soulèvement asymétrique du thorax).
- **Technique : effectuer la mesure sur une minute.**

À chaque inspiration le thorax se soulève, le rythme respiratoire peut être mesuré en positionnant une main sur le thorax ou par simple observation du patient.

6 Les mensurations

La mesure du poids et de la taille est un recueil indispensable pour la prise en charge thérapeutique. Elle se réalise généralement à l'accueil du patient dans le service.

- **Objectifs** : déceler un changement soudain de certaines mesures (poids), surveillance de l'IMC (indice de masse corporel calculé en fonction du poids et de la taille).
- **Mesure de la taille** : le patient (debout, menton légèrement relevé) sera déchaussé, pieds joints, le dos et les talons contre la toise.

Pour un patient alité, la mesure sera effectuée à l'aide du mètre ruban en position allongée, tête ou pieds au bout du lit.

Pour la mesure d'un nourrisson, une toise horizontale est utilisée. La jambe sera maintenue au contact de la toise et étendue délicatement pour effectuer la mesure.

• **Mesure du poids** : le patient doit toujours être pesé dans les mêmes conditions (horaire et tenue vestimentaire).

7 Conscience

Évaluer l'état de conscience d'un patient consiste à surveiller les fonctions sensorielle, mentale et motrice.

• **Objectif** : déceler une anomalie de l'état conscience pouvant signifier une souffrance neurologique.

• **Technique** : l'observation et la communication avec le patient permettent d'évaluer l'état de conscience.

Si le patient parle et se mobilise normalement, il est dit conscient.

Des questions et des ordres simples lui seront demandés (*ex.* : serrer la main du soignant, lui demander son nom, la date, le lieu où il se trouve). L'échelle de Glasgow approfondira l'évaluation de la conscience.

8 Le volume urinaire

En moyenne un adulte urine 1,5 à 2 litres par 24 heures. Le volume d'urine émit par un individu dépend de ses apports hydriques et nutritionnels. Quand cette mesure s'effectue sur 24 heures on parle alors de **diurèse**.

• **Objectifs** : rechercher des signes d'anurie, de dysurie, d'hématurie, de polyurie, de pollakiurie.

• **Technique** : utilisation de compresses stériles et antiseptique afin d'ouvrir et de renfermer le robinet d'évacuation (poche urinaire). Effectuer la mesure (utilisation de gants à usage unique). Replacer la poche urinaire en déclive. Éliminer les déchets par la filière DASRI.

Lors du recueil, noter l'aspect des urines (couleur, odeur, limpidité).

Les soins

24 Pathologies chroniques

1 Définition de la maladie chronique

Selon l'Organisation mondiale de la santé, la maladie chronique est « *un problème de santé qui nécessite une prise en charge sur une période de plusieurs années ou plusieurs décennies* ».

Plus précisément les maladies chroniques sont définies par :
- la présence d'une cause organique, psychologique ou cognitive ;
- une ancienneté de plusieurs mois ;
- le retentissement de la maladie sur la vie quotidienne.

Signes :
- limitation fonctionnelle, des activités, de la participation à la vie sociale ;
- dépendance vis-à-vis d'un médicament, d'un régime, d'une technologie médicale, d'un appareillage, d'une assistance personnelle ;
- besoin de soins médicaux ou paramédicaux, d'aide psychologique, d'éducation ou d'adaptation.

Les principales maladies chroniques

- Asthme chronique.
- Broncho-pneumopathie chronique.
- Diabète.
- Insuffisance cardiaque congestive.
- Hypertension.
- Dépression chronique.
- Insuffisance rénale chronique.
- Hépatopathie chronique.
- Arthrose et polyarthrite rhumatoïde.
- Démence.
- Accident vasculaire cérébral.

2 L'asthme

C'est une pathologie obstructive réversible qui se caractérise par une hyperréactivité des voies aériennes.

Les crises d'asthme apparaissent lorsque les patients sont soumis à divers stress, comme :
- une infection respiratoire virale ;
- l'exercice physique ;
- l'inhalation d'air froid ou d'irritants ;
- l'exposition à des allergènes spécifiques.

Les crises sont caractérisées par un rétrécissement des voies aériennes de gros et de petit calibre.

A Les signes

La crise commence habituellement de façon aiguë avec des quintes de toux, généralement sèche, d'essoufflement qui entraînent une **dyspnée**, sensation d'étouffement, angoisse.
Dans la crise grave ; **tachypnée** > à 30/minute.

B Traitement de la crise

Le patient est hospitalisé d'urgence, en réanimation de préférence car l'aggravation très brutale est toujours possible : théophylline administrée en perfusion continue, de la VENTOLINE® ou du BRICANYL® en aérosol ou en sous-cutané ; l'antibiothérapie est systématique en raison des risques de surinfection bronchique ; l'oxygénothérapie nasale à débit faible ne doit pas dépasser 1 à 2 litres/minute.

C Traitement de fond

- L'éviction des allergènes.
- La désensibilisation.
- La kinésithérapie respiratoire.

3 Le diabète

A Définition

Le tableau suivant rappelle les différences entre les diabètes de type I et II.

Caractères généraux des deux principaux types cliniques de diabète Sucrés (DS)

Caractère	Insulinodépendant type I	Non-insulinodépendant type II
Âge de début	Souvent < 30 ans	Souvent > à 30 ans
Morphologie	Presque toujours maigre	90 % sont obèses
Sécrétion d'insuline	Insulinopénie	Variable associée à une résistance à l'insuline

Caractère	Insulinodépendant type I	Non-insulinodépendant type II
Vasculopathie prédominante	Micro angiopathie (rétinopathie)	Athérosclérose (AVC, artérite des membres <)
Antécédents familiaux	Rares (10 % de DS chez parents ou fratrie)	Fréquents
Symptômes	Début brutal Hyperglycémie Soif Amaigrissement Polyurie Polydipsie-polypnée Asthénie – malaises – nausées – faiblesse musculaire – douleurs abdominales	Début lent et insidieux Conséquences : atteintes des petits et gros vaisseaux, neuropathie
Traitement	Injections d'insuline quotidiennes	Régime alimentaire, activité physique et antidiabétiques oraux

B Complications

L'**hypoglycémie** (< à 0,65 g/L) peut apparaître et les signes cliniques sont le malaise, les sueurs, l'impression de faim douloureuse, les tremblements, trouble de la vue, du comportement, somnolence avec parfois des difficultés pour se réveiller.
Le risque majeur est le coma hypoglycémique avec la perte de connaissance : dans ce cas on injecte du glucose rapidement au patient.

> **Attention !** Si le patient perd connaissance on ne lui donne pas de sucre par la bouche : risque d'inhalation par fausse route.

4 La démence

A Définition et signes

C'est le déclin progressif ou permanent des capacités intellectuelles d'origine organique, suffisant pour retentir de façon notable sur l'activité sociale ou professionnelle du patient.

La démence de type Alzheimer est due à un processus dégénératif.
On retiendra l'évolution des symptômes par les « quatre A » :
- amnésie : la mémoire est atteinte ;
- aphasie : caractérisée par les troubles du langage ;
- apraxie : qui est la maladresse des mouvements ;
- agnosie : le patient ne reconnaît plus personne, il est confus.

B Complications

- dépendance, dépression (indifférence affective, anxiété), irritabilité, agressivité, parfois délire, fugues, déambulation, incontinence sphinctérienne.

C Traitements

Il s'agit d'une prise en charge thérapeutique qui vise à retarder les effets de la maladie. Prise en charge globale assistée de la dépendance, soit à domicile, soit, s'il est en crise, à l'hôpital.

5 Le SIDA ou syndrome d'immunodéficience acquise

A Définition

Maladie du système immunitaire due à la contamination par le VIH (virus de l'immunodéficience humaine).
Le VIH, par ses capacités d'infection, et de destruction des lymphocytes T4 surtout, va progressivement altérer et détruire les capacités de défenses immunitaires. L'éclosion des infections opportunistes, conséquence directe de la chute de l'immunité.
Les modes de transmission sont sexuels, sanguins ou transplacentaire quand la mère contamine le fœtus.
L'infection par le VIH évolue en deux phases.
- La primo infection, avec des signes cliniques qui peuvent être tout à fait inaperçus : les tests immunologiques permettent de mettre en évidence la présence d'anticorps anti-VIH. Cette séroconversion a lieu trois mois environ après le contact et peut durer des années.
- La maladie déclarée, le SIDA, dont les premiers signes sont les adénopathies, les réactions inflammatoires, les affections cutanées qui s'aggravent peu à peu. La chute des lymphocytes T4 désorganise la réponse immunitaire, les infections opportunistes se développent ainsi que le développement de certaines tumeurs.

B Traitement

Le traitement du SIDA a deux objectifs :
- limiter la multiplication du virus en associant les antiviraux : c'est ce qu'on appelle la trithérapie ;
- lutter contre les maladies opportunistes, les tumeurs et la détérioration de l'état général.

6 Le cancer

Croissance anormale et incontrôlée de certaines cellules donnant naissance à une tumeur maligne. Ces cellules tumorales qui ont infiltré les vaisseaux, les voies lymphatiques, peuvent disséminer le cancer à d'autres organes non contigus du point de départ et sont appelées métastases.

A Causes

Les causes du cancer sont multiples.
- Les facteurs professionnels : expositions à l'amiante, le benzène, le goudron, certains produits chimiques, les dérivés du pétrole.
- Les facteurs sociaux : l'alcool, le tabac, l'obésité, l'exposition au soleil sans précaution.
- Les prédispositions génétiques : 5 à 10 % des cancers sont des cancers héréditaires.

B Traitements

Variable selon le type de cancer :
- le traitement chirurgical ; exérèse de la tumeur ou plus par prévention ;
- la radiothérapie ; rayonnements ionisants externe ou interne , curiethérapie ;
- la chimiothérapie ;
- l'hormonothérapie pour les cancers hormono-dépendants ;
- la vaccinothérapie qui est en cours d'expérimentation.

25 Pathologies aiguës

1 Les maladies ischémiques

A Définition

C'est la diminution de la vascularisation artérielle, donc de l'apport sanguin, au niveau d'une zone plus ou moins étendue d'un tissu ou d'un organe.

B Conséquences

- Réversibles quand l'ischémie est modérée ou passagère.
- Graves, en cas d'ischémie sévère et/ou persistante.
- Exemples d'ischémie (liste non exhaustive) :
  - L'ischémie d'un membre inférieur ;
  - L'ischémie myocardique ;
  - L'ischémie cérébrale ;
  - L'escarre...

2 L'infarctus du myocarde (IDM)

Physio-pathologie	Facteurs de risque	Signes cliniques	Examen complé-mentaires	Traitements	Complica-tions
• Nécrose d'une partie du muscle cardiaque par défaut d'irrigation par coronaires obstruées par thrombus ou fermées par spasme	• tabac • cholestérol • diabète • hypertension artérielle • obésité • sédentarité • stress • hérédité	• douleur très intense sternale irradiant vers gorge, épaule bras • oppression, angoisse	• ECG (modification du ségment ST) • troponine	• antiagrégants plaquettaires • angioplastie	• extension de la nécrose • œdème aigu du poumon • troubles du rythme ventriculaire • bloc auriculo-ventriculaire • (BAV) • arrêt cardiaque

L'IDM reste une urgence vitale d'où l'importance d'une prise en charge médicale rapide.

3 L'accident vasculaire cérébral (AVC)

Physiopathologie	Facteurs de risque	Signes cliniques	Traitements
• Défaillance de la circulation du sang au niveau du cerveau : • AVC ischémiques : obstruction d'un vaisseau par un caillot • Hémorragie cérébrale : rupture d'une artère	• hypertension artérielle • hypercholestérolémie • tabac • diabète • obésité • âge…	• Différents en fonction de la zone cérébrale touchée : • hémiplégie • aphasie…	• Phase aiguë : en cas de thrombus, thrombolytique • Post-AVC : • rééducation • lutte contre les facteurs de risque : arrêt du tabac, règles hygiéno-diététiques

C'est une urgence médicale et nécessite un traitement immédiat.
Remarque : il peut arriver que l'obstruction d'une artère cérébrale ne soit que temporaire et qu'elle se résorbe naturellement, sans laisser de séquelles, c'est l'accident ischémique transitoire (AIT).

4 La détresse respiratoire

A Définition

C'est une défaillance de l'appareil respiratoire, qui ne facilite pas l'apport d'oxygène à l'organisme. **La prise en charge est une urgence car, sans traitement, cela peut aboutir à la mort.**

B Causes

Elles peuvent être multiples :
- atteinte du tronc cérébral (centre de respiration) ;
- atteinte de la cage thoracique ;
- atteinte des bronches ;
- atteinte des alvéoles ;
- cause extérieure ;
- problème cardiaque ;
- obstruction de voies aériennes supérieures.

C Traitements

Les traitements dépendront de l'étiologie de la détresse respiratoire.
Dans tous les cas il faut rassurer le patient, et agir rapidement.

5 L'embolie pulmonaire

A Définition

L'embolie pulmonaire est l'obstruction brusque totale ou partielle du tronc ou d'une branche de l'artère pulmonaire par un caillot circulant provenant du système veineux périphérique.
C'est souvent une complication majeure de la **phlébite**.

B Les signes cliniques

Très souvent le patient se plaint d'une gêne lors de l'inspiration profonde, associée à une dyspnée ainsi qu'une tachycardie.
L'embolie pulmonaire est une urgence thérapeutique.

C Traitement

- Oxygénothérapie, si besoin anticoagulant.
- Repos au lit jusqu'à la mise en place et l'efficacité du traitement par anticoagulant (soit levé 24 heures après la mise en route de l'anticoagulation).

D Mise en place des éléments de surveillance

- Installer la personne au repos sur un lit en position semi-assise et mesurer les paramètres vitaux.
- Si la personne présente une hémoptysie : conserver le crachat afin de le montrer au médecin.
- Mise en route du traitement prescrit par le médecin.
- Rassurer la personne, être à son écoute et l'aider dans les besoins de la vie quotidienne.

6 La phlébite

C'est une **thrombose veineuse profonde (TVP)** ou l'inflammation d'une veine le plus souvent profonde oblitérée ou bouchée par la formation d'**un caillot** ou **thrombus**.
Les facteurs favorisant :
- **stase veineuse** : station assise prolongée... ;
- **lésions pariétales** ;
- **modification du sang**.

A Les signes

Douleurs intenses et tenaces, allant même jusqu'à l'impotence fonctionnelle complète, la fièvre, une tachycardie, un œdème du membre.

B Le traitement et éléments de surveillance

- Repos au lit jusque la mise en place de l'anti-coagulation (soit 24 heures après).
- Lutte contre la douleur.
- Prévenir les complications de décubitus : anticoagulants.
- Mise en place de bas de contention.
- Surveillance du membre inférieur : douleur, rougeur, chaleur, œdème.

MÉMO

26 Les examens complémentaires en cardiologie

1 L'Électrocardiogramme (ECG)

Cet examen réalisé avec un électrocardiographe permet l'enregistrement sur papier de l'activité électrique du cœur.
Il permet le diagnostic de maladie cardiaque et de mettre en place, si besoin, un traitement adéquat.
C'est un examen rapide, indolore et non invasif, sans risque. Son interprétation reste cependant complexe et requiert une certaine expérience du médecin.

➤ Procédure
Des électrodes sont posées sur le thorax, au niveau des poignets et des chevilles, selon un ordre bien précis et sont reliées à l'appareil à ECG pour permettre l'enregistrement des courants électriques accompagnants les contractions du cœur.

2 La radiographie pulmonaire

C'est un examen indolore, sans préparation, qui permet d'apprécier l'état pleuro-pulmonaire par l'utilisation des rayons X.
En cardiologie, cet examen permet de voir la taille du cœur, la silhouette et de visualiser un œdème aigu du poumon, un épanchement pleural liquidien et un pneumothorax.

3 L'échocardiographie transthoracique (ETT)

C'est un examen indolore, non invasif, qui permet le recueil d'images du cœur, de voir la dimension du cœur, la forme et les cavités cardiaque par l'utilisation des ultrasons.

➤ Procédure
Le patient est installé torse nu, allongé sur le côté gauche. Après l'application d'un gel conducteur, le médecin place sur la poitrine (cœur) une sonde qui émet des ultrasons et permet ainsi la visualisation des structures cardiaques sur un écran.
La durée de l'examen est très variable (de 15 à 30 minutes).

4 L'échocardiographie transœsophagienne (ETO)

C'est un examen qui se réalise à jeun, sous anesthésie locale de la gorge. Le principe est un fibroscope gastrique muni à son extrémité d'un capteur émettant des ultrasons.
La sonde est introduite dans l'œsophage, pour se trouver au plus près du cœur, juste derrière l'oreillette gauche. Cette sonde permet l'acquisition d'images d'une grande qualité de définition.
Cet examen d'une durée de cinq à dix minutes est utilisé dans la surveillance des atteintes des valves cardiaques, dans le suivi et la recherche des complications des endocardites, pour la détection des caillots sanguins dans l'oreillette gauche et pour l'exploration de l'aorte.

➤ Procédure

- Patient à jeun 6 heures avant et 2 heures après (risque de fausses routes avec l'anesthésie).
- Il faut expliquer l'examen au patient car celui-ci nécessite une coopération (avaler la sonde), le rassurer et une prémédication peut être prescrite.

5 Le holter ECG

C'est l'enregistrement de l'activité électrique du cœur durant 24 ou 48 heures. Il est prescrit en cas de douleurs thoraciques, de palpitations, d'essoufflements ou encore de malaises avec perte brutale de connaissance. Il permet également de détecter un éventuel trouble du rythme cardiaque.

➤ Procédure

Elle est la même que pour l'ECG. Le patient porte sur lui un enregistreur accroché à la ceinture ou en bandoulière. Le patient note les événements de la journée et les symptômes ressentis. L'appareil est ensuite retiré et les tracés sont analysés.
Remarque : il existe le holter tensionnel qui mesure la pression artérielle sur 24 h.

6 L'épreuve d'effort

Il s'agit d'un ECG enregistré durant un effort. Il a pour objectif d'augmenter les besoins en oxygène du cœur et faire apparaître des anomalies absentes lors de l'ECG de repos.

Son but est d'établir un diagnostic d'insuffisance coronaire, d'angor et à déclencher un trouble du rythme. Il permet aussi d'évaluer un traitement anti-angineux. Il est contre-indiqué en cas d'infarctus du myocarde, d'angor instable ou de troubles du rythme ventriculaire.

Important ! Le patient doit être apte à courir sur un tapis roulant ou pédaler sur une bicyclette ergonomique. L'examen est pratiqué sous surveillance du scope et de la tension artérielle.

7 La coronarographie cardiaque

C'est un examen invasif, réalisé sous anesthésie locale. Il permet de visualiser l'ensemble des artères coronaires. Un cathéter est introduit par l'artère radiale ou fémorale pour permettre le passage d'une sonde dirigée sous contrôle radioscopique jusqu'à l'aorte. Un produit opacifiant iodé est injecté pour visualiser les artères. Durant tout l'examen l'ECG et la pression aortique sont surveillés, un film est réalisé.

A Indications

Phase aiguë de l'Infarctus du myocarde, complications de l'IDM, en bilan pré-opératoire (valves cardiaques, pontage), coronarographie diagnostique d'angor instable.

B Procédure

- Expliquer l'examen au patient, le rassurer et répondre à ses questions.
- Le patient est à jeun.
- Vérifier une possible allergie à l'iode.
- Préparation cutanée : tondre les poignets si voie radiale ou si voie fémorale tonte en short.
- Faire prendre au patient une douche à la BÉTADINE®, ou HIBISCRUB® si allergie à l'iode, et le vêtir d'une chemise propre, d'une charlotte et sur chaussures.
- L'infirmier(e) aura perfusé le patient sur prescription médicale et préparé le dossier médical (radiographie pulmonaire, un bilan sanguin, la carte de groupe sanguin).
- Avant le départ en examen, noter le pouls, la tension artérielle la température et le faire uriner.

C Risque de l'examen

- Accident thromboembolique.
- Trouble du rythme.
- Collapsus cardio-vasculaire.
- Hémorragie.
- Arrêt cardiaque.

D Surveillance au retour de l'examen

➤ Si voie radiale

- Surveiller la coloration, la douleur, la chaleur, la sensibilité de la main, le pansement compressif, hématome, saignement.
- Si pas de problème au bout de 2 heures, desserrer le pansement et mettre un simple pansement.
- Le patient ne doit pas :

– plier le poignet pendant 6 à 8 heures ;
– utiliser la main jusqu'au lendemain ;
– porter de charges lourdes pendant une semaine.

➤ Si voie fémorale

- Surveiller le pansement de l'aine, la sensibilité du membre inférieur, la chaleur, la présence du pouls pédieux, la douleur, un saignement, un hématome.
- Le patient doit observer un repos strict au lit pendant 12 à 24 heures (en fonction de la taille du désilet) et ne doit pas plier la jambe ponctionnée.
- Le pansement est retiré 24 heures après.

Remarque : un ECG de contrôle est systématique après toute coronarographie, ainsi que la prise de la tension artérielle, le pouls et la diurèse (élimination de l'iode).

8 L'angioplastie des coronaires ou dilatation endoluminale

C'est le même procédé que la coronarographie, mais on introduit une sonde munie d'un ballonnet permettant une fois gonflée de dilater la sténose coronaire, dans certains cas la mise en place d'une ou plusieurs endoprothèse (« stent »).

Les examens complémentaires en cardiologie

9 Le coroscanner

C'est un examen radiographique avec injection d'un produit de contraste, couplé à un ECG. Il permet l'exploration des artères coronaires du cœur.

Principales indications

- Bilans :

sténoses ou occlusion des coronaires (tronc commun), valvulopathies, ischémie du myocarde, cardiomyopathie.

Dans le bilan des cardiopathies ischémiques, le scanner cardiaque est, actuellement, la technique non invasive la plus performante pour l'exploration des artères coronaires.

- Surveillances :

stents, pontages aorto-coronariens.

10 L'IRM cardiaque

L'IRM cardiaque est une imagerie par résonance magnétique. C'est une technique qui donne des images en coupe.

Elle permet l'analyse des gros vaisseaux et du péricarde.

Cet examen donne à la fois des informations sur l'anatomie du cœur (taille d'un infarctus, maladies du muscle cardiaque) et sur son fonctionnement (débit, oxygénation).

Procédure

- S'assurer que le patient n'est pas porteur d'un pace maker ou défibrillateur implantable.
- Des bouchons d'oreille permettent au patient ne pas être gêné par les bruits (claquements) assez forts et répétés, émis par la machine.

11 La scintigraphie myocardique

Cet examen permet d'évaluer la perfusion myocardique (c'est-à-dire la qualité de l'irrigation les coronaires), et ainsi de faire le diagnostic de maladie coronaire. Il renseigne aussi sur le fonctionnement du muscle cardiaque, et peut aussi étudier le métabolisme cellulaire en particulier évaluer la viabilité myocardique (voir si le muscle cardiaque touché peut récupérer une certaine contraction).

➤ La technique

- Injection par voie intraveineuse d'un marqueur radioactif. Une caméra reliée à un ordinateur analyse la région ou se fixe le marqueur, sous forme de points scintillants.
- C'est un outil diagnostique précieux de maladie coronaire chez les personnes présentant des facteurs de risque dont le test d'effort (sur bicyclette ou sur tapis) n'est pas possible.
- La scintigraphie est contre-indiquée chez la femme enceinte et les femmes qui allaitent.
- Il est nécessaire d'être à jeun au moins 6 heures avant l'examen.
- Il ne faut pas consommer durant les 48 heures précédant l'examen, des médicaments contenant du potassium, et des aliments riches en potassium (comme les fruits secs, les bananes et les légumes secs).
- Durant les 24 heures qui précèdent l'examen, il ne faut pas prendre de café, de chocolat, de thé, boissons qui minimisent l'effet du marqueur.

Selon le cas, certains traitements peuvent être arrêtés par le médecin.

Pathologies orthopédiques

1 La fracture

La lésion traumatique osseuse habituelle est la **fracture**, rupture de la continuité osseuse.

➤ Les causes

- **Choc direct**, rupture au niveau de l'impact.
- **Cause indirecte**, rupture en un point faible.

➤ Les types de fractures

- Les **fractures fermées**.
- Les **fractures ouvertes**.
- Les **fractures pathologiques** : sur un os anormal.

➤ Traitement

- **Réduction** en cas de déplacement.
- **Immobilisation** stricte du foyer de fracture.
- **Le traitement orthopédique** : réduction externe suivie d'immobilisation plâtrée du membre en position de fonction.
- **Le traitement chirurgical** : réduction par voie sanglante et fixation par ostéosynthèse.

➤ Complications

- **Cal vicieux**.
- **Pseudarthrose**.
- **Thromboembolie**.
- **Infectieux**.

2 La luxation

La luxation est définie par une perte de contact permanente entre deux surfaces articulaires. Elle s'accompagne obligatoirement d'une **entorse grave**.

3 L'entorse

L'entorse est une atteinte traumatique fermée d'un ligament articulaire.

- Le traitement repose sur l'immobilisation, le repos, la rééducation active et l'antalgie.

28 Pathologies chirurgicales

1 Pathologies abdominales

- L'appendicite est l'inflammation liée à une invasion bactérienne de l'appendice facilitée par une occlusion.
- La péritonite est une inflammation aiguë du péritoine viscéral et pariétal. Les antibiotiques traitent l'infection et les antalgiques sont utiles pour traiter la douleur.
- L'occlusion intestinale est un arrêt plus ou moins complet du transit intestinal (matières et gaz) dans un segment intestinal. C'est une affection toujours grave qui demande une thérapeutique urgente et le traitement chirurgical vise le plus souvent à lever l'obstacle.
- Les **cancers digestifs**, cancer de l'œsophage, cancer de l'estomac, tumeurs coliques, tumeurs malignes du canal anal, carcinome hépatocellulaire et cancer du pancréas. Le traitement (chirurgical, chimiothérapie, radiothérapie) sera discuté et établi au cours de concertation pluridisciplinaires entre les spécialistes (chirurgiens, radiothérapeutes, anatomo-pathologistes, chimiothérapeutes...) conformément aux directives du plan cancer.
- Les **lithiases biliaires** sont des calculs que l'on retrouve soit dans les voies biliaires, soit dans la vésicule. Le traitement est médical (administration d'acides biliaires *per os* pendant plusieurs mois) ou chirurgical (cholécystectomie) et un régime alimentaire sans graisses.
- Les **polypes** sont des excroissances pathologique de la paroi de l'intestin pouvant présenter un risque de cancérisation et doivent être enlevés soit par voie endoscopique quand cela est possible, soit par voie chirurgicale.
- La stomie digestive est un abouchement chirurgical temporaire ou permanent à la paroi abdominale antérieure d'un segment de l'appareil digestif.

La colostomie est l'abouchement chirurgical du côlon à la paroi abdominale afin de recueillir le transit intestinal.

L'iléostomie est l'abouchement chirurgical d'une anse iléale à la paroi abdominale afin de recueillir le transit intestinal.

La gastrostomie est l'abouchement chirurgical de l'estomac à la peau, pour effectuer une alimentation entérale.

Pathologies chirurgicales

La **jéjunostomie** est l'abouchement chirurgical du jéjunum à la peau, pour effectuer une alimentation entérale.
Les complications digestives sont les vomissements, l'occlusion post opératoire, les diarrhées, les ictères...

2 Pathologies gynécologiques

➤ Le kyste de l'ovaire

Le diagnostic repose sur la perception d'une masse indépendante de l'utérus.
Les complications du kyste sont la torsion, l'hémorragie, l'infection, la rupture.

➤ Les cancers gynécologiques

- **Cancer de l'endomètre**

C'est le cancer le plus fréquent de l'appareil génital féminin devant le col et les ovaires

- **Cancer du col de l'utérus**

Il existe depuis 2008 une vaccination préventive pour éviter la contamination par les deux virus responsables d'une cancérisation. Cette vaccination est proposée aux jeunes filles de 14 ans (avant les premiers rapports sexuels) et aux jeunes filles et femmes de 15 ans à 24 ans dans l'année suivant le début de leur vie sexuelle.

- **Cancer de l'ovaire**

➤ La grossesse extra utérine (GEU)

Implantation en dehors de l'endomètre et de la cavité endométriale. Le traitement est chirurgical

➤ Pathologies urologiques

- **Lithiase rénale**

Ce sont des calculs souvent silencieux pouvant se révéler par des douleurs lombaires ou des coliques néphrétiques.

- **Cancer de la prostate**

C'est le premier cancer de l'homme en France et présente la troisième cause de mortalité par cancer chez l'homme.

3 Pathologies pulmonaires

➤ Pneumothorax

C'est la présence d'air libre dans la cavité pleurale entre les plèvres pariétale et viscérale.
Le traitement consiste à évacuer l'air en introduisant un drain ou une aiguille sous anesthésie locale permettant l'aspiration rapide.

➤ Les tumeurs du poumon

Le plus fréquent est le carcinome primitif chez l'homme. Le tabagisme est la cause responsable dans 90 % des cas chez l'homme contre 70 % chez la femme.

➤ Les complications respiratoires

- Le syndrome irritatif bénin (pharyngites, rhinites).
- La laryngite (gêne et toux sèche parfois aphonie).
- La bronchite aiguë.

4 Pathologies cardiaques

➤ Valvulopathies

- Maladie de la valvule mitrale :

reflux du ventricule gauche vers l'oreillette gauche au cours de la systole ventriculaire.

- Maladie de la valvule aortique :

flux rétrograde de l'aorte vers le ventricule gauche à travers les sigmoïdes aortiques incompétentes au cours de la diastole.

- Maladie de la valvule tricuspide :

flux sanguin rétrograde du ventricule droit vers l'oreillette droite dû au défaut d'accolement des valvules tricuspides.

➤ Autres affections

- Péricardite ou inflammation du péricarde (feuillet enveloppant le cœur).
- Maladies coronariennes et infarctus.
- Blocs auriculo-ventriculaires.
- Tumeur primitive du cœur.

29 Autres pathologies

1 Méningites

- La méningite bactérienne est une inflammation en réponse à une infection bactérienne de l'arachnoïde et de la pie-mère, du liquide céphalo-rachidien (LCR).
- La méningite à pneumocoque est souvent mortelle.
- Le traitement est l'antibiothérapie et la corticothérapie en cas de méningites bactériennes.
- En cas de méningite virale, la guérison est spontanée.

2 Septicémie

La septicémie est caractérisée par la présence de micro-organismes dans le sang, associée à un syndrome infectieux et peut conduire à un choc septique.

Définitions :

Le Syndrome de réponse inflammatoire systémique (SRIS) fait apparaître au moins deux des symptômes suivants :
- température > 38 °C ou < 36 °C ;
- fréquence cardiaque > 90 min^{-1} ;
- fréquence respiratoire > 20 min^{-1} ou une hyperventilation associée à une $PaCO_2 < 32$ mm Hg ;
- leucocytes $> 12\,000$ mm^{-3} ou $< 4\,000$ mm^{-3}.

Sepsis : syndrome de réponse inflammatoire systémique en présence d'un foyer infectieux.

Sepsis grave : sepsis avec dysfonctionnement d'au moins un organe.

Choc septique : sepsis avec hypotension persistante et hypoxie.

Complications

Défaillances cardio-vasculaire, respiratoire, neurologique, rénale, hématologique, hépatique.

Traitement

C'est une urgence thérapeutique. Hospitalisation en soins intensifs et antibiothérapie.

30 Pathologies psychiatriques

1 La dépression

Trouble de l'humeur marqué par un ensemble de symptômes typiques :
- émoussement affectif voire indifférence ;
- monoïdéisme du discourt avec perte d'estime de soi ;
- perte d'énergie, asthénie ;
- troubles de la concentration et de la mémorisation ;
- apragmatisme ;
- atteinte de la sphère sociale avec isolement et clinophilie.

Pouvant évoluer vers une mélancolie, dépression profonde de l'humeur, avec sentiment d'incurabilité et risque majeur de passage à l'acte auto-agressif. **C'est une urgence psychiatrique.**

2 Les névroses

Maladies résultant d'un conflit psychique inconscient non résolu se répercutant sur la vie quotidienne et la sphère sociale dont les caractéristiques sont :
- conscience du caractère morbide des troubles ;
- symptomatologie variée associée à une anxiété permanente.

On y trouve :

• Les obsessions : idées qui s'imposent à l'esprit de manière récurrente et persistante, et reconnues comme absurdes par le sujet qui lutte pour les voir disparaître.

• L'hystérie : conversion d'une angoisse en symptômes physiques même si l'ensemble du corps demeure fonctionnel.

Exemple : Cliniquement, un bras est paralysé, alors qu'il n'existe aucune atteinte nerveuse pouvant l'expliquée.

• Les phobies : peur irrationnelle d'un objet (arachnophobie) ou d'une situation (claustrophobie), ne présentant pas de caractère objectivement dangereux, conduisant à un comportement d'évitement qui entretient le trouble.

Pathologies psychiatriques

3 Les psychoses

Elles sont de nature chronique (> 6 mois) ou aiguë.

• La schizophrénie, association d'un :

- **syndrome dissociatif** : perturbations du cours des idées, du langage et des affects, ainsi qu'une discordance psychomotrice.

Exemple : Le patient rit sans raison.

- **syndrome délirant** : délire (dit « paranoïde ») désorganisé, peu logique dans son expression avec hallucinations, syndrome d'automatisme mental...

• La paranoïa : psychose chronique avec délire de persécution, mégalomanie, égocentrisme, et sans automatisme mental.

• La psychose hallucinatoire chronique : délire désorganisé, partiellement cohérent, avec hallucinations constantes (auditives) et syndrome d'automatisme mental.

• La bouffée délirante aiguë : psychose aiguë au début brutal, très hétérogène dans sa forme, généralement sans suite évoluant vers la guérison sous condition de traitement. La BDA est la forme type d'entrée dans la schizophrénie.

Elles ont en commun :

- un syndrome délirant ;
- un degré d'adhésion au délire (conviction inébranlable que ce qu'il vit est réel).

Les thèmes délirants sont multiples :

- persécution ou complot ;
- mégalomanie ;
- influence ;
- mysticisme.

4 Les états limites

Sujet qualifié de ***border line*** (limite) à la frontière de la névrose et de la psychose, avec une grande labilité (instabilité) émotionnelle et intolérance importante aux frustrations.

Remarque. Il faut noter que l'existence de cet état fait débat au sein de la communauté scientifique.

31 La conception et la grossesse

1 La conception

Le développement de l'embryon se fait pendant les trois premiers mois de la grossesse.
On distingue trois mécanismes :

➤ La fécondation

Elle résulte de l'union d'une cellule spermatozoïde venant du père à une cellule venant de la mère : l'ovocyte.

➤ La migration et la nidation de l'œuf

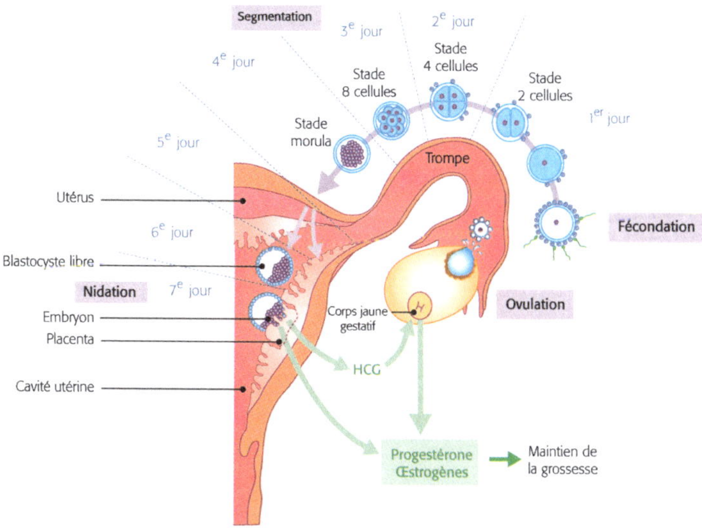

▶ **La vie libre de l'embryon et son implantation**

La nidation se fait dans la muqueuse utérine qui est très vascularisée et riche en substances.

MÉMO 31 SUITE

La conception et la grossesse

Le développement de l'œuf et de ses annexes

- La phase embryonnaire elle démarre les premières semaines et se termine la fin du 3e mois.
- La phase embryonnaire de la grossesse est une période où les différentes maladies de la mère (rubéole, toxoplasmose) peuvent atteindre le fœtus et provoquer des malformations congénitales
- La phase fœtale est une phase de croissance (le poids et la taille) du 4e au 9e mois.
- Le développement des annexes fœtales.

2 La grossesse

La période de fécondation est la période durant laquelle la femme est apte à concevoir un enfant.

Elle commence le jour de l'ovulation et se termine à la fin de vie de l'ovule.

La grossesse dure 9 mois soit 270 jours, soit 40 semaines et demie d'aménorrhées à partir du premier jour des dernières règles. C'est la gestation.

Il existe deux dates références distinctes pour calculer la durée de la grossesse :

- les comptes en jours ou semaines d'aménorrhée, c'est-à-dire à partir du 1er jour des dernières règles ;
- les comptes en jours ou semaines de grossesse réelle, c'est-à-dire à partir de la date de fécondation présumée, au commencement de la 3e semaine d'aménorrhée.

Le calendrier des visites prénatales

La législation prévoit sept visites prénatales obligatoires prises en charge à 100 % par la sécurité sociale. Une première visite avant la fin du premier trimestre de grossesse, puis une chaque mois. Pour une première visite prénatale, les futures mamans s'adressent à leur gynécologue habituel ou une sage-femme qui remplira les formulaires officiels du carnet de maternité attestant de la surveillance médicale.

- **La première visite confirme le diagnostic de grossesse**, l'appréciation du terme, la recherche d'une grossesse à risque et permet de s'assurer de la bonne santé de la future maman.

Elle comprend :
- un examen gynécologique ;
- une prise de la tension artérielle ;
- le contrôle du poids ;
- des examens sanguins (détermination du groupe sanguin) ;
- diverses sérologies (rubéole, toxoplasmose, syphilis) obligatoires avant le 3e mois ;
- une recherche de glycosurie ;
- d'une protéinurie ;
- une sérologie de dépistage HIV.

Le médecin donnera des informations et des conseils sur le déroulement de la grossesse.

- **Les échographies au 1er, 2e, 3e trimestre**

Elles permettent de vérifier la présence d'un ou plusieurs fœtus, l'absence d'anomalies, de déterminer le sexe, d'observer l'évolution, la croissance et le développement du fœtus.

L'échographie du 1er trimestre permet de dépister des anomalies chromosomiques (ex. : trisomie 21) par la mesure de la clarté nucale : petit espace situé sous la peau de la nuque des embryons. L'hyper-clarté peut être un signe d'appel, un élément qui fait évoquer et rechercher une pathologie.

- **Des consultations intermédiaires**

Chaque mois jusqu'à l'accouchement, elles permettent de surveiller le poids, la tension artérielle, la recherche de sucre et de protéines dans les urines.

Le dernier examen est pratiqué par un obstétricien ou une sage-femme et suivi d'une consultation d'anesthésie pour une éventuelle péridurale.

Cette consultation permet d'apprécier la taille et le poids du bébé, sa présentation, tête en bas, en position de siège.

MÉMO 31 SUITE

La conception et la grossesse

Le bassin est mesuré afin d'apprécier sa largeur pour le passage du bébé (pelvimétrie). Une césarienne peut être décidée.

Ce suivi permet de repérer les grossesses à risques, la prématurité.

La femme enceinte peut avoir un suivi rapproché tous les quinze jours, voir une hospitalisation avec une amniocentèse, une amnioscopie, des dosages hormonaux...

➤ Hygiène de vie

- hygiène alimentaire : ne pas manger pour deux, mais adopter une alimentation équilibrée, ne pas sauter de repas, se peser régulièrement (2 fois par mois), éviter l'alcool, le tabac, l'automédication, les aliments trop salés...
- tenue vestimentaire : vêtements adaptés, amples, des chaussures confortables avec des talons raisonnables...
- hygiène corporelle : préférer les douches plutôt que les bains, la toilette génitale avec un savon doux ; soins fréquents aux seins : nettoyer les mamelons en cas d'écoulement ;
- hygiène bucco-dentaire : elle doit être rigoureuse, une visite chez le dentiste est conseillée pour prévenir les caries.

Conseils d'hygiène
- Se laver les mains avant toute manipulation d'aliment.
- Cuire suffisamment les viandes.
- Laver les légumes et les herbes aromatiques.
- Veiller à l'entretien et à la désinfection du réfrigérateur.

La femme enceinte a besoin d'un sommeil de huit heures, la sieste peut être un moyen pour se relaxer, si besoin relever les jambes afin de prévenir des varices.

Les activités ménagères sont autorisées, sauf le port de charge lourde, les gros travaux à cause du risque de provoquer des contractions. La station debout peut être difficile pendant les longs trajets. Pour les voyages, préférer le train plutôt que la voiture, l'avion est interdit en fin de grossesse. Pour une activité, favoriser la pratique de la marche, la natation, éviter les sports violents ou avec un risque de chute. L'activité professionnelle est à surveiller, notamment dans certaines professions qui nécessitent une station debout prolongée.

La conception et la grossesse

➤ Le congé maternité

Il est dû pour toute femme salariée :

- Pour toute grossesse, la durée légale du congé maternité est fixée par le code de la sécurité sociale et le code du travail :
  - 1er et 2e enfant : 6 semaines avant, 10 semaines après ;
  - 3e enfant : 8 semaines avant, 18 semaines après (16 semaines au total) ;
  - dans le cas de jumeaux : 12 semaines avant, 22 semaines après (38 semaines au total) ;
  - dans le cas de triplés ou plus : 24 semaines avant, 22 semaines après (46 semaines au total).
- Sur demande du médecin un arrêt de travail est possible.
- D'autres congés existent (voir www.ameli.fr) :
  - congé paternité et d'accueil de l'enfant ;
  - congé de naissance ou d'adoption ;
  - congé parental.

MÉMO 32 L'accouchement

1 Informations

C'est l'ensemble des phénomènes qui aboutissent à la sortie du fœtus et de ses annexes hors des voies génitales. Il se produit entre la 38e et la 40e semaine de grossesse.

Deux facteurs sont impliqués dans le déclenchement spontané du travail :

- le facteur mécanique (la croissance du fœtus et la distension des fibres utérines) ;
- le facteur hormonal avec la sécrétion de la prostaglandine et la transformation de la progestérone en œstrogène.

Il existe quatre phases :

A La période préliminaire

Des signes peuvent apparaître : douleurs abdominales dues aux contractions utérines, perte du bouchon muqueux (glaire bouchant l'entrée de l'utérus). Parfois la rupture de la poche des eaux nécessite un départ immédiat pour la maternité.

B Le travail

La durée peut varier de dix heures chez la femme primipare à cinq heures chez la femme multipare. Les contractions utérines involontaires arrivent, progressives dans leur fréquence et leur intensité et sont douloureuses.

Les différentes étapes du travail commencent avec :

- l'effacement et la dilatation du col (qui mesure maximum 10 centimètres) ;
- la rupture de la poche des eaux qui peut être spontanée ou provoquée ;
- la descente du bébé avec son engagement.

C L'expulsion

Lorsque la dilatation du col est complète et que l'enfant est suffisamment descendu, la mère ressent « l'envie de pousser », qui va marquer le début de la période d'expulsion.

Elle a lieu en trois temps :

- la tête en contact avec le périnée (parfois en siège, la face en avant) ;
- la tête se défléchit progressivement : c'est le dégagement ;
- le dégagement de la tête et la sortie des épaules et du reste du tronc aidée par la sage-femme. La durée de l'expulsion ne doit pas durer plus de trente minutes, sinon le fœtus souffre.

D La délivrance

Après la naissance de l'enfant, les contractions utérines cessent pendant quelques minutes, puis elles réapparaissent, moins intenses. Ces contractions vont décoller le placenta qui va se détacher de l'utérus et descendre dans le vagin, d'où il est extrait par l'accoucheur, un saignement physiologique survient. Le placenta est vérifié, il doit être entier. Après l'expulsion du placenta, l'utérus se rétracte sur lui-même.

- Une épisiotomie peut être pratiquée, elle consiste à sectionner le périnée à la fin d'une contraction afin d'élargir l'anneau vulvaire.
- Les forceps peuvent être utilisés afin d'aider à la sortie de l'enfant.
- Le clampage du cordon (serrer par des pinces ou attaches nouées).

La mère et l'enfant sont surveillés durant quelques heures en salle de naissance.

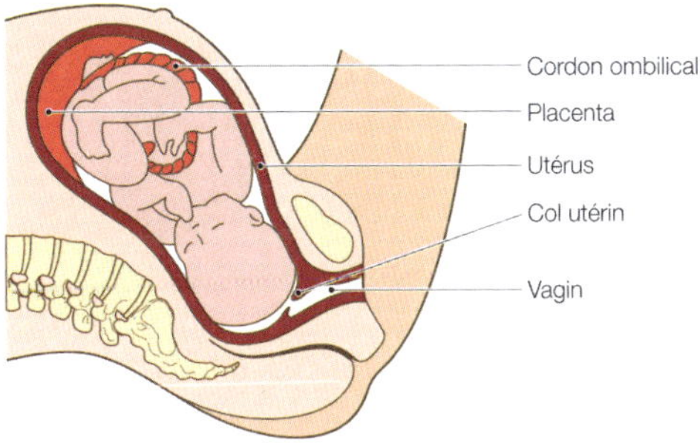

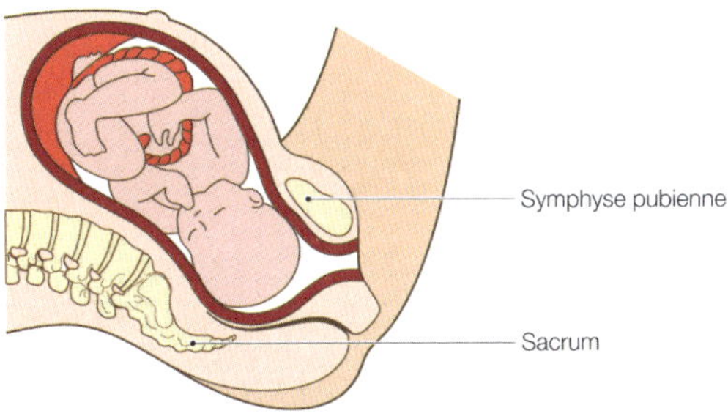

L'accouchement

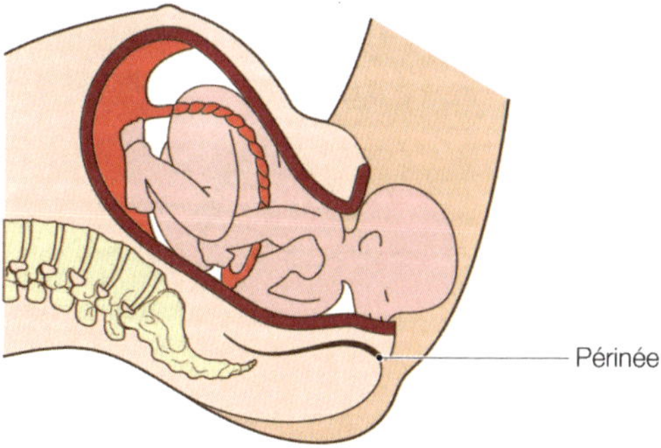

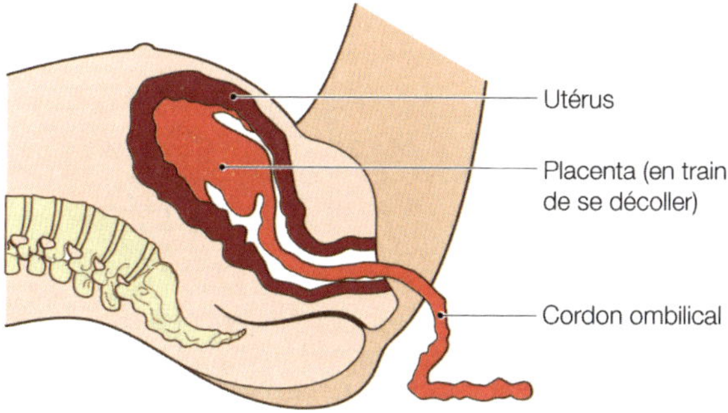

2 Les suites de couches

La période de suites de couche est aussi appelée *post-partum*. Elle s'étend de deux heures après l'accouchement jusqu'à la survenue des premières règles que l'on nomme retour de couches.

Pendant cette période, trois phénomènes apparaissent :

- l'involution utérine, qui dure environ dix jours ;
- les lochies, qui sont des écoulements d'origine utérine : ils sont sanglants les jours qui suivent l'accouchement puis séro-sanglant et séreux ;

– la lactation : la sécrétion lactée se produit vers deux, trois jours après l'accouchement. On l'appelle aussi « montée de lait ». L'hormone de la lactation, la prolactine est fabriquée avant l'accouchement et la mise en route de la lactation ne pourra se faire qu'à la disparition de la progestérone. Pour les femmes qui ne souhaitent pas allaiter leurs nouveaux nés, le médecin prescrit un traitement médicamenteux et une restriction hydrique.

Le séjour en maternité est court, quelques jours la plupart du temps.

> L'aide-soignant favorise des moments de repos pour la maman (respect des horaires de visites, hygiène du lit, aération de la chambre...).

3 Le nouveau-né

- Un nouveau-né est un enfant à partir de la 1re heure de vie jusqu'à 28 jours.
- De 28 jours à 2 ans, c'est un nourrisson.
- Les mensurations : le bébé à la naissance pèse en moyenne 3 kg et mesure 50 centimètres, son périmètre crânien est de 35 cm et son périmètre thoracique est de 33 cm.

> L'activité de l'aide-soignante en maternité peut varier selon le secteur public ou privé, et l'équipe de jour ou de nuit.
> L'aide-soignante travaille en binôme avec l'IDE et participe aux actions suivantes. Elle participe à la prise en charge des mamans et des nouveaux nés aux différentes phases. Elle participe à la préparation de la salle d'accouchement et du matériel avec la sage-femme et l'IDE. À l'accueil de la future maman et sa préparation, le rasage pour une éventuelle épisiotomie, le port d'une casaque et des sur-chaussures et l'installation dans un lit. Selon le cas, elle évalue l'état cutané et fait une toilette si nécessaire. Elle rassure la future maman et le futur papa s'il est présent.
> L'aide-soignant doit également participer à l'hygiène des locaux en respectant les protocoles de désinfection (produit, dosage, action, utilisation) pour nettoyer la nurserie, les salles d'accouchement... Évacuer les déchets et le linge souillé en respectant les procédures validées par l'établissement.
> Toutes ces actions sont transmises oralement à l'IDE et/ou la sage-femme et notées dans le dossier de la patiente.

33 Le handicap

La loi du 11 février 2005 pour l'égalité des droits et des chances, la participation et la citoyenneté des personnes handicapées précise que :
« Constitue un handicap, au sens de la présente loi, toute limitation d'activité ou restriction de participation à la vie en société subie dans son environnement par une personne en raison d'une altération substantielle, durable ou définitive d'une ou plusieurs fonctions physiques, sensorielles, mentales, cognitives ou psychiques, d'un polyhandicap ou d'un trouble de santé invalidant. »

1 Les différents types de handicaps

➤ Les handicaps physiques

• Le handicap moteur est caractérisé par une limitation des mouvements du corps réduisant la capacité de se déplacer ou d'agir (préhension d'objets…).
• Les handicaps sensoriels et relationnels **concernent les organes des sens et ont pour conséquence une altération partielle ou totale de la vue, de l'ouïe, la parole.**

➤ Les handicaps mentaux

Les handicaps mentaux sont liés à une déficience d'origine génétique, biologique, psychologique ou environnementale qui a pour conséquence des difficultés de compréhension et/ou de communication.
• Les handicaps intellectuels sont caractérisés par une déficience intellectuelle de la personne définit par un QI (quotient intellectuel) inférieur à 75. Ils peuvent être classés en plusieurs catégories en fonction du QI obtenu à l'issue d'un test psychométrique et d'un examen psychologique :
– la débilité profonde : QI entre 30 et 50 ;
– la débilité moyenne : QI entre 50 et 65 ;
– la débilité légère : QI entre 65 et 75.
Le QI d'une personne doit être égal à 100 (valeur moyenne) lorsque l'âge mental (développement intellectuel) de l'individu correspond à son âge réel.
• Les handicaps psychiques concernent les troubles de la vie mentale et ont des conséquences sur la communication, la vie relationnelle et le comportement de la personne au quotidien. Ils regroupent à la fois les psychoses et les névroses.

➤ Les handicaps associés

Il s'agit de l'association de différents types de handicaps qui sont classés en plusieurs catégories :

- le polyhandicap : déficience mentale sévère ou profonde couplée à une déficience motrice ou sensorielle grave entraînant une importante diminution de l'autonomie.
- le multihandicap ou plurihandicap : association de plusieurs déficiences de même gravité (*exemple* : surdité et cécité).
- le surhandicap : aggravation progressive d'un handicap (moteur, sensoriel, mental) existant du fait des conséquences diverses qu'il entraîne dans la vie quotidienne de la personne (troubles relationnels, troubles de la personnalité).

2 Les causes du handicap

Les causes des handicaps sont diverses et peuvent survenir dès la vie fœtale et aux différents âges de la vie.

Les déficiences peuvent être d'origine :

- héréditaire : aberrations chromosomiques, maladies héréditaires... ;
- congénitale : maladies infectieuses, parasitaires, toxiques, biologiques... ;
- périnatale : anoxie, traumatismes... ;
- accidentelle et professionnelle : amputation, maladies professionnelles... ;
- pathologique : cancer, diabète, maladies cardio-vasculaire... ;
- biologique : vieillissement naturel.

MÉMO 34 Gériatrie

1 Démographie et place de la personne âgée dans la société

- L'espérance de vie ne cesse d'augmenter depuis longtemps. Fin 2011, elle était de 84,8 ans à la naissance pour les femmes et de 78,2 ans pour les hommes (source Insee).
- La société doit se réadapter pour faire face à ce phénomène et à préparer et construire l'avenir.
- C'est dans ce contexte que le ministère des affaires sociales et de la santé a mis en place le « Plan national bien vieillir 2007-2011 » qui « *a pour ambition de proposer les étapes d'un chemin pour un "vieillissement réussi" tant du point de vue de la santé individuelle que des relations sociales, en valorisant l'organisation et la mise en œuvre d'actions de prévention adaptées.* » (Ministère des affaires sociales et de la santé). Le label « bien vieillir-vivre ensemble ».
- Trois rapports commandés par le gouvernement sont ont été rendus le 11 mars 2013 :
  - « L'adaptation de la société au vieillissement de sa population France : année zéro ! » (Luc BROUSSY) : ce rapport préconise d'adapter les logements, les villes et les territoires au vieillissement de la population et de développer les technologies au service des plus âgés ainsi que l'éducation, la communication, la culture et le lien intergénérationnel ;
  - « Avancée en âge, prévention et qualité de vie Anticiper pour une autonomie préservée : un enjeu de société » (Dr Jean Pierre AQUINO) : il est ici question d'adopter une culture de prévention et de mieux dépister et traiter les fragilités ;
  - « Relever le défi politique de l'avancée en âge – Perspectives internationales » (Martine PINVILLE) : ce rapport compare la prise en charge des personnes âgées et du vieillissement sur le plan international)

L'objectif de ces rapports est d'améliorer l'efficience de l'aide au vieillissement et de limiter les coûts pour la société en favorisant le maintien à domicile. La société devra repenser et adapter les logements aux personnes âgées et favoriser une place plus importante à la famille.

- En attendant les retombés de ces travaux sur la société, des aides et des structures existent déjà.

Les principales aides financières :
- **APA** (**A**llocation **P**ersonnalisée d'**A**utonomie) ;
- **ADPA** (**A**llocation **D**épartementale **P**ersonnalisée d'**A**utonomie) ;
- **aide ménagère** ;
- **APL** (**A**ide **P**ersonnalisée au **L**ogement) ;
- **ALS** (**A**llocation de **L**ogement **S**ocial).

Les principales structures :
- **les résidences avec services** (type Foyer logement) ;
- **les EHPA** (**É**tablissement d'**H**ébergement pour **P**ersonnes **A**gées) ;
- **les EHPAD** (**É**tablissement d'**H**ébergement pour **P**ersonnes **A**gées **D**épendantes) ;
- **les USLD** (**U**nité **S**oins **L**ongue **D**urée).

2 Les pathologies du vieillissement

A Le vieillissement

Ensemble des processus physiologiques et psychologiques qui modifient la structure et les fonctions de l'organisme à partir de l'âge « mûr ».

Il est la résultante des effets intriqués de facteurs génétiques (vieillissement intrinsèque) et de facteurs environnementaux auxquels est soumis l'organisme tout au long de sa vie.

C'est un processus naturel et physiologique s'imposant à tous les êtres vivants qui doit être distingué des effets des maladies.

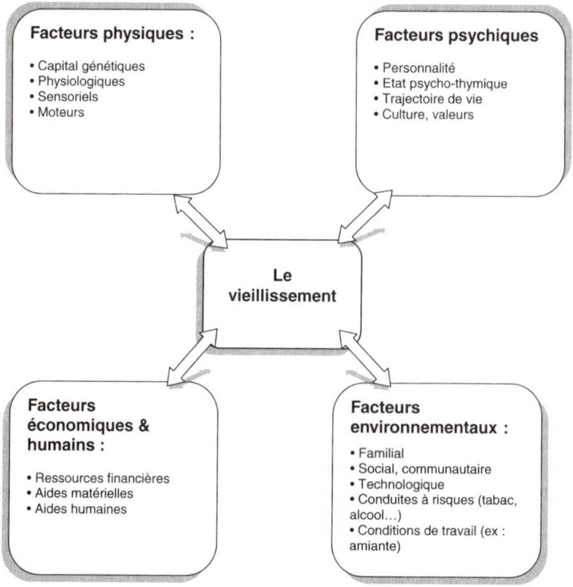

B Appareil locomoteur

Modifications liées au vieillissement

- Sarcopénie.
- Une diminution de la force musculaire.
- Amincissement du cartilage et de ses propriétés mécaniques.
- Ostéopénie et diminution de la résistance mécanique de l'os.
- Diminution de la souplesse.

Conséquences directes (quotidiennes, naturelles) :

- Difficultés à la marche, dégradation des capacités de transfert.
- Augmentation du risque de chute avec traumatismes.
- Limitations de capacités d'adaptation posturale.
- Fragilité, incapacité, mortalité.

Pathologies

• L'ostéoporose :

- elle se caractérise par une diminution quantitative (déminéralisation) et qualitative (fragilité excessive) de l'os. Cette maladie entraîne un tassement osseux, mais la principale complication est la fracture spontanée ou non ;
- la principale cause est la ménopause qui entraine une carence en œstrogènes. La deuxième raison est un apport insuffisant en calcium durant des années.

• L'arthrose : c'est par une dégénérescence du cartilage. Cette pathologie n'est pas uniquement liée à l'âge mais également à des contraintes physique (surcharge pondérale, actes répétés) et une fragilité du cartilage.

Les conséquences directes de cette pathologie sont des douleurs associées à une gêne voir une impotence fonctionnelle.

Les zones les plus touchées sont :

- la colonne vertébrale ;
- le genou (gonarthrose) ;
- la hanche (coxarthrose).

Les chutes

Causes :

- diminution des capacités physiques (trouble de la marche) ;
- problème visuel ;
- troubles cardiovasculaires ;
- hypoglycémie ;
- environnement inadapté.

Conséquences :

- plaies cutanées ;
- fractures ;
- anxiété de reprise de la marche ;
- dépression ;
- grabatisation.

Gériatrie

Rôle de l'aide-soignant

- Aider à la mobilisation en fonction de l'autonomie en prenant en compte les capacités physiques et psychiques de la personne âgée.
- En cas d'immobilisation, surveillance de l'état cutané et éviter les points d'appui (risque d'escarre).
- Mettre en place un environnement sécurisé et sécurisant.
- Transferts délicats limitant la douleur.
- Prise en charge de la douleur multidisciplinaire et avec la famille.

C Appareil urinaire et sexuel

Modifications liées au vieillissement

- Baisse du nombre de néphrons fonctionnels entraînant une diminution de la filtration glomérulaire et donc des capacités d'élimination des reins.
- Diminution de la capacité et de l'élasticité de la vessie.
- Diminution du tonus des sphincters.
- Augmentation du volume prostatique.
- Réduction de sécrétions hormonales (œstrogène et testostérone).

Conséquences directes (quotidiennes, naturelles)

- Fuites urinaires.
- Infections urinaires.

Pathologies

- Adénome prostatique.
- Incontinences urinaires, par regorgement (obstacle de la prostate), d'effort (sphincter trop faible).

Rôle de l'aide-soignant

- Assurer des soins d'hygiène intime.
- Mise en place de protection.
- Surveillance des urines (aspect, odeur).
- Proposer d'aller aux toilettes.
- Stimuler l'hydratation.

D Appareil cardio-vasculaire

➤ Modifications liées au vieillissement

- Au niveau cardiaque : baisse de la performance cardiaque.
- Au niveau vasculaire : diminution de la plasticité des artères et sclérose vasculaire.

➤ Conséquences directes (quotidiennes, naturelles)

- Adaptation à l'effort altérée.
- Œdèmes.

➤ Pathologies

- Hypertension artérielle (diminution de la plasticité artérielle).
- Hypotension orthostatique.
- Troubles du rythme cardiaque.
- Infarctus du myocarde (liée à la sclérose des coronaires).
- Accident vasculaire cérébrale (A.V.C.), Accident ischémique transitoire (A.I.T.).
- Ulcère des membres inférieurs.

Rôle de l'aide-soignant

- Mesurer les paramètres vitaux.
- Surélever les jambes pour limiter les œdèmes.
- Vitesse de mobilisation adaptée.
- Noter des signes d'aphasie, d'hémiplégie, de perte d'équilibre, de trouble de la conscience (AVC, AIT).

E Appareil respiratoire

➤ Modifications liées au vieillissement

- Diminution de la compliance pulmonaire et de la compliance thoracique.
- Déformation de la cage thoracique.
- Réduction du volume des muscles respiratoires.
- Diminution de la capacité de diffusion de l'oxygène.
- Diminution du nombre d'alvéoles pulmonaires.

➤ Conséquences directes (quotidiennes, naturelles)/Évolution naturelle

- Baisse de la capacité ventilatoire.
- Fatigue rapide durant l'effort.

➤ Pathologies

- La principale pathologie liée au vieillissement de l'appareil respiratoire est l'infection dont l'évolution peut aller jusqu'à l'insuffisance respiratoire.

Rôle de l'aide-soignant

- Position 1/2 assise en cas de difficulté respiratoire.
- S'adapter aux capacités respiratoires lors de la mobilisation.
- Surveillance de la fréquence respiratoire, d'une dyspnée.

F Système sensoriel (5 sens)

	Modifications liées au vieillissement	Conséquences directes Evolution naturelle	Pathologies
La vue	- Baisse de la production de larmes par les glandes lacrymales. →	- Sécheresse oculaire	
	- Perte de souplesse du cristallin. →	- Presbytie	
	- Opacification du cristallin. →		- Cataracte (photophobie, sensation de brouillard)
	- Perte d'homogénéité du vitré. →	- Sensation de voir des « mouches volantes »	
	- Atteinte de la rétine (macula). →		- DMLA (Dégénérescence Maculaire Liée à l'Âge) perte de la vision centrale
	- Hyperpression intra - oculaire entrainant une atteinte du nerf oculaire. →		- Glaucome (atteinte du champ visuel)
L'ouïe	- Épaississement et sclérose du tympan. - Atteinte de la cochlée. - Baisse du nombre de neurones auditifs et de la qualité de leur transmission. →		- Presbyacousie (perceptions des sons aigus difficiles, conversation de groupe difficile (brouhaha)
	- Atteinte du système vestibulaire. →		- Troubles de l'équilibre (appréhension, peur, risque de chute)
Le goût (et bouche)	- Atrophie et diminution du nombre de papilles gustatives →	- Dysgneusie, Agneusie « besoin » de saler et de sucrer plus (attention au diabète et à l'hypertension artérielle)	- Favorise la dénutrition (dysgneusie)
	- Sécrétion salivaire diminuée. →	- Diminution de l'appétit - sécheresse buccale	
	- chutes des dents →	- Difficulté de mastication si non appareillage	
L'odorat	- Atrophie et diminution du nombre de neurones olfactifs.		Anosmie (perte de l'odorat avec par exemple un risque de ne pas sentir brûler)
Le toucher	- Diminution en nombre et atrophie des terminaisons nerveuses.	- Diminution de la sensibilité à la douleur - Baisse de la sensation de pression - Température mal perçue	- Risque plus élevé d'accident

Rôle de l'aide-soignant

- Tous ces troubles peuvent amener la personne âgée à s'isoler. Il est donc important de les repérer (recueil de données) et d'accompagner la personne.
- Cela signifie adapter son langage, accompagner à la marche, aider pour les tâches courantes tout en maintenant un maximum l'autonomie.
- Aider à poser les prothèses auditives et dentaires ainsi que les lunettes.

G Système nerveux

➤ Modifications liées au vieillissement

- Diminution du nombre de neurones corticaux.
- Raréfaction de la substance blanche.
- Diminution de certains neurotransmetteurs intracérébraux (en particulier l'acétylcholine).
- La diminution de sécrétion de mélatonine par l'épiphyse (agit sur les rythmes circadiens).
- La réduction de la sensibilité des récepteurs de la soif (osmorécepteurs).
- Augmentation des temps de conduction des nerfs périphériques.

➤ Conséquences directes (quotidiennes, naturelles)

- Vulnérabilité cérébrale des personnes âgées face aux agressions avec pour conséquence un risque de syndrome confusionnel.
- Réduction et déstructuration du sommeil.
- Augmentation des temps de réaction et réduction modérée des performances mnésiques concernant notamment l'acquisition d'informations nouvelles.
- Instabilité posturale.
- Diminution de la sensation de la soif chez les personnes âgées.

➤ Pathologies

- Les démences dont la plus répandue est la maladie.
- La maladie de Parkinson.

Rôle de l'aide-soignant

- Réassurance.
- Réorientation dans l'espace et dans le temps.
- Environnement favorisant le sommeil (luminosité, bruit, température...).
- Assurer une bonne hydratation (proposer, stimuler).
- Exercice de mémoire.

H Appareil cutané

➤ Modifications liées au vieillissement

- Diminution de production de collagène et d'élastine, provoquant une élasticité et une résistance diminuées.
- L'activité des glandes sébacées, sudoripares, eccrines et apocrines diminue entraînant une certaine sécheresse cutanée.
- Raréfaction de la kératine.
- Baisse de production de la mélanine.

➤ Conséquences directes (quotidiennes, naturelles)

- Fragilité cutanée.
- Apparition de lentigos.
- Apparition des verrues séborrhéiques.
- Prurit cutané lié à la sécheresse et au manque de sébum.

➤ Pathologies

- L'escarre est une lésion cutanée d'origine ischémique liée à une compression des tissus mous entre un plan dur et les saillies osseuses (définition du « National Pressure Ulcer Advisory Panel »). Les personnes âgées sont les plus touchées par cette pathologie à cause de leurs fragilités. On la retrouve essentiellement en institution mais des actions de prévention efficaces peuvent en diminuer l'apparition.

Rôle de l'aide-soignant

- En cas d'immobilisation, surveillance de l'état cutané et éviter les points d'appui (risque d'escarre).
- Manipulations douces non traumatiques.
- Hydratation cutanée.
- Bien sécher la peau après la toilette et si besoin changer les protections régulièrement (éviter toute macération).

Appareil digestif

➤ Modifications liées au vieillissement

- La bouche : baisse quantitative et qualitative de la salive, pertes dentaires.
- L'œsophage : altération de la coordination de la déglutition, diminution des contractions et de la vitesse de propagation de l'œsophage, relâchement du sphincter inférieur (remonté acide).
- L'estomac : diminution de l'acide gastrique et ralentissement de la vidange gastrique ⇒ cela peut entraîner l'apparition de microbes non saprophytes.
- Intestin : perte de tonicité musculaire.

➤ Conséquences directes (quotidiennes, naturelles)

- Augmentation du risque de fausse-route.
- Malabsorption (vitamines, Calcium, fer...).
- Constipation.
- Diarrhée (attention à la déshydratation).

➤ Pathologies

- Dénutrition.
- Reflux gastro-œsophagien.
- Fécalome.
- Occlusion intestinale.

Rôle de l'aide-soignant

- Hydrater (proposer de l'eau et stimuler la personne âgée).
- Respecter les régimes alimentaires adaptés (fibres, repas mixé ou haché).
- Mettre l'appareil dentaire si nécessaire.
- Repérer les difficultés de déglutition.
- Épaissir les liquides (eau gélifiée) pour éviter la fausse route.
- Effectuer des soins de bouche.
- Surveiller les douleurs et les résistances abdominales.
- Surveiller les selles (qualité, quantité, fréquence).
- Si possible stimuler l'activité physique et les déplacements.
- Surveiller le poids.

J Système métabolique

➤ Modifications liées au vieillissement

- Difficultés de maintenir une température corporelle constante.
- Diminution de la sécrétion et de la sensibilité à l'insuline. Diminution de la sécrétion des hormones de la contre régulation, notamment du glucagon (stimule la libération et la syntèse de glucose).
- La thyroïde diminue sa production d'hormones.

➤ Conséquences directes (quotidiennes, naturelles)

- Sensation de froid accentuée avec l'âge (besoin de se couvrir, d'augmenter le chauffage du logement qui augmente le risque de déshydratation).
- Risque d'hypoglycémie.

➤ Pathologies

- Diabète : Il existe un problème de prise en charge du diabète chez la personne âgée lié à la dénutrition.
- Hypothyroïdie : Les signes de l'hypothyroïdie sont entre autres : trouble de l'humeur, constipation, bradycardie, prise de poids, sécheresse cutanée.

Rôle de l'aide-soignant

- Aider la personne à maintenir une bonne température corporelle.
- Respecter le régime alimentaire pour le diabète.
- Noter et informer s'il y a des signes extérieurs d'hypoglycémie (sueurs, malaise...).

K Troubles psychiatriques

Syndrome de glissement

- C'est une décompensation rapide de l'état général déclenchée par une affection médicale aiguë, une intervention chirurgicale ou un traumatisme psychologique.
- Les principaux signes cliniques sont :
  - Signes généraux : Anorexie, déshydratation, amaigrissement, hypertension artérielle.
  - Signes abdominaux : globe vésicale, incontinence, fécalome.
  - Signes psychiatriques : dépression sévère, confusion mentale, mutisme (avec refus de soins, d'alimentation, de communication) et agressivité.

Rôle de l'aide-soignant

- Si possible éviter les situations à risque en prévenant toute complication (de décubitus par exemple).
- Maintenir une communication aidante adaptée, s'appuyer sur l'entourage.
- Assurer l'alimentation et l'hydratation.
- Assurer les soins de confort et d'hygiène.

Dépression

- Le contexte est spécifique : isolement, veuvage, dépendance, conséquences de la retraite, prise en charge du conjoint, placement en institution...
- Signes majeurs : tristesse, perte d'intérêt, fatigue ou perte d'énergie, troubles de l'appétit, troubles du sommeil, ralentissement ou agitation psychomotrice, perte de l'estime de soi, idées noires.
- Souvent associée à la dépression, l'angoisse est une peur sans objet dans un contexte de vieillissement avec un sentiment d'impuissance devant la vie, une crainte de l'avenir, de la mort ou même d'une difficulté de vivre.

Rôle de l'aide-soignant

- Maintenir une communication aidante, rassurante.
- Sécuriser l'environnement afin d'éviter le passage à l'acte.

➤ **Démences non neurodégénératives**

- Beaucoup moins nombreuses que les démences neurodégénératives, leurs origines sont assez diverses, elles peuvent être entre autres vasculaire ou même alcoolique (syndrome de Korsakoff).
- Les personnes atteintes sont souvent placées en institution car leur prise en charge est trop complexe pour un maintien à domicile.

35 La fin de vie et la mort

1 Aspects culturels de la mort

Toute société réagit devant la mort par des rites. Ces rites sont l'occasion d'expression, de réaction de la société vis-à-vis de la perte subie, mais aussi tout ce qui entoure la mort.

Le respect des croyances constitue une obligation des établissements de santé et des personnels, bien sûr tout en respectant l'ordre public.

Il est important pour le personnel de connaître un minimum les rites des différentes religions et types de convictions afin de respecter, de préparer et d'aider les familles dans cet accompagnement.

La diversité des rites doit être respectée. Les rites religieux sont aussi des rites culturels.

La pratique des rites est possible en unités de soins mais ne doit pas gêner l'organisation du service et le bien-être des patients.

2 Psychologie de la personne en fin de vie

Le Docteur Elisabeth Kübler-Ross a décrit les différentes étapes psychologiques du travail de deuil.

Mais chaque être humain vit ce travail en fonction de son histoire, ses croyances, sa personnalité, sa maturité, et du rapport qu'il a avec la mort. C'est un cheminement qui lui est propre.

Étape 1 : le choc

⇒ Phase courte, annonce d'une rupture avec constat, qui laisse la personne sans émotion apparente.

On peut alors qualifier cette réaction de « sidération ».

Étape 2 : le déni

⇒ Refus de croire l'information, période de contestation. Le rejet de l'information fait place à une discussion intérieure ou/et extérieure.

C'est un processus de défense qui permet de ne pas être submergé par son angoisse.

Étape 3 : la colère et le marchandage

⇒ Confrontation avec les faits qui engendre une attitude de révolte, tournée vers soi et vers les autres (reproches, remords, ressentiments, dégoûts, agressivité). On promet à une « entité invisible » de ne plus faire telle ou telle chose si la situation originelle pouvait être rétablie. La pensée de la personne s'alimente de fortes contradictions. Elle peut s'emporter ou s'enfermer dans le plus grand mutisme. Des pulsions de vengeance peuvent ainsi la pousser à avoir des comportements qu'elle ne comprend pas elle-même.

Étape 4 : la tristesse

⇒ Sentiment intense, de désespérance, de solitude, pouvant aller jusqu'à la dépression.

Étape 5 : la résignation

⇒ Abandon de cette lutte où la personne peut avoir le sentiment d'avoir tout essayé pour revenir à la situation perdue.

Étape 6 : l'acceptation

⇒ La personne accepte ce qui lui arrive. Cela lui permet de garder les beaux moments mais aussi les moins bons. Elle commence à avoir plus confiance en elle, se sent mieux et l'avenir ne semble pas aussi noir qu'avant.

Étape 7 : la reconstruction

⇒ Reconstruction progressive. Prise de conscience d'une réorganisation qui répond aux obligations liées à toute vie en société. Se reconstruire amène à mieux se connaître, à découvrir ses ressources personnelles et à prendre conscience de son existence. Cette démarche développe la confiance en soi. Le sentiment de vulnérabilité fait place à une nouvelle énergie.

3 Notions législatives et réglementaires

Des obligations et des règles sont à respecter devant tout décès à domicile ou à l'hôpital. Un certain nombre de démarches administratives essentielles et obligatoires doivent être accomplies par les familles et ou les opérateurs funéraires avant les obsèques.

A Constat du décès

- Si le décès survient à domicile : certificat médical de constat du décès fait par un médecin. Si les causes du décès nécessitent une enquête, le corps est transféré à l'institut médico-légal. Les proches (un parent ou une personne qui possède des renseignements sur l'état civil de la personne décédée) effectuent la déclaration du décès.

- Si le décès survient à l'hôpital : la rédaction du constat de décès et la déclaration en mairie se font par l'hôpital. La famille, munie de pièce d'identité devra se présenter au bureau de l'état civil de l'hôpital pour effectuer les diverses formalités administratives.

B Déclaration de décès

⇒ Faite à la mairie du lieu de décès dans les 24 H ouvrables.
⇒ Pièces à fournir : le livret de famille ou acte de naissance ou pièce d'identité du défunt, une pièce d'identité de la personne qui effectue les démarches, le certificat de décès délivré par le médecin, le commissariat de police, la gendarmerie, ou l'hôpital.

La mairie remet par la suite plusieurs copies de l'acte de décès pour les démarches administratives ultérieures. Une autorisation de fermeture de cercueil est délivrée, ce qui permet par la suite d'organiser les obsèques et le départ du corps dans un délai strictement régit (Code général des collectivités territoriales) : « *vingt-quatre heures au moins et six jours au plus après le décès* » (les dimanches et jours fériés ne sont pas comptés). Quand les corps ne sont pas réclamés, la durée peut aller au-delà des 6 jours, jusque 10 jours.

4 La disposition du corps

Décret n°41-5050 du 31 décembre 1941 codifiant les textes relatifs aux opérations d'inhumation, d'exhumation, d'incinération et de transport des corps.

A Le transport du corps

- Le transport de corps « sans mise en bière » : transport à visage découvert, sans que le corps soit placé dans un cercueil scellé ⇒ Autorisations nécessaires avec un délai à respecter (48 H maximum).
- Transport « avec mise en bière » : la mise en bière et la fermeture du cercueil sont obligatoires avant l'inhumation ou la crémation ⇒ transport également soumis à autorisation.

B Le don du corps à la science

Le don de corps ne peut procéder que de la volonté clairement exprimée de la personne : déclaration écrite, datée et signée et envoyée à un établissement d'hospitalisation, d'enseignement et de recherche qui accepte les dons du corps.

C Les prélèvements à but thérapeutique

Le prélèvement ne peut être effectué sans vérification de l'absence de refus exprimé par le patient de son vivant (vérification sur le registre national des refus de prélèvements).

D Les prélèvements à but diagnostique et scientifique

- Autopsies dites « médicales » :

pour rechercher les causes d'un décès (visée « diagnostique »).

- Les autres prélèvements à but « scientifique » :

il s'agit de toutes les études sur les organes et tissus malades.

5 Rôle de l'équipe soignante lors d'un décès

L'annonce du décès est souvent effectuée par le médecin présent ayant constaté le décès ou par le cadre de santé ou l'IDE dans certains cas.
L'équipe accueille l'entourage avec empathie et présente le défunt au préalablement préparée avec respect et dignité par les IDE et aides-soignants.
Le service est tenu de garder le corps au minimum 2 heures dans le service afin que la famille puisse se recueillir dans la chambre.
Les membres de l'équipe doivent être un soutien pour les proches et des facilitateurs dans toutes les démarches administratives.

MÉMO 36 Notions de pharmacologie

1 Le médicament

La science des médicaments est appelée **pharmacologie**.

« *On entend par **médicament** toute substance ou composition présentée comme possédant des propriétés curatives ou préventives à l'égard des maladies humaines ou animales, ainsi que toute substance ou composition pouvant être utilisée chez l'homme ou chez l'animal ou pouvant leur être administrée, en vue d'établir un diagnostic médical ou de restaurer, corriger ou modifier leurs fonctions physiologiques en exerçant une action pharmacologique, immunologique ou métabolique* » (article L. 5111-1 du Code de la santé publique).

2 Obligations réglementaires

- Toute spécialité pharmaceutique doit faire l'objet avant sa commercialisation d'une **autorisation de mise sur le marché** ou **AMM**.
- Les personnes autorisées à prescrire des médicaments destinés à l'usage humain sur ordonnance sont :
  - les docteurs en médecine ;
  - les professionnels de santé (dans les limites de leur exercice) : chirurgiens-dentistes, sages-femmes et pédicures-podologues.
- Les médicaments sont classés selon les **risques de leur utilisation sur la santé** :
  - les médicaments de la **liste I** présentent des risques élevés pour la santé ;
  - les médicaments de la **liste II** présentent des risques moins élevés pour la santé que ceux de la liste I ;
  - les **substances stupéfiantes**, souvent appelées « drogues », sont des substances psychotropes interdites ou très réglementées ;
  - les **substances psychotropes** agissent sur l'état du système nerveux central en y modifiant le fonctionnement.

L'emballage extérieur des médicaments doit présenter sous la dénomination spéciale, un espace blanc entouré d'un filet rouge pour les médicaments et produits relevant de la liste I, vert pour ceux qui relèvent de la liste II.

➤ Conditions de détention

Les produits et spécialités pharmaceutiques :

- de la **liste I** sont détenus dans des armoires ou des locaux fermés à clés et ne contenant rien d'autre à l'exception des substances dangereuses classées comme très toxiques ou toxiques.
  Ils doivent être disposés de façon à ne pas être directement accessibles au public ;
- de la **liste II** sont détenus séparément de tout autre médicament, produit ou substance à l'exception des substances classées comme nocives, corrosives ou irritantes.
  Ils doivent être disposés de façon à ne pas être directement accessible au public ;
- des **stupéfiants** sont détenus dans des armoires ou locaux fermés à clé et ne contenant rien d'autre.

3 Voies d'administration des médicaments et formes galéniques

La forme galénique du médicament est constituée :

- d'un **principe actif** (molécule qui possède l'activité thérapeutique) ;
- des **excipients** (qui permettent notamment de stabiliser et/ou conserver le principe actif) ;
- et de son **conditionnement**.

Voies d'administration	Formes galéniques
Parentérales	Les liquides injectables sont stériles (sauf dans les cas des vaccins). Ils ne doivent pas contenir de substances capables d'entraîner un épisode fébrile (= apyrogènes).
Orale (ou *per os*)	• Comprimés, Gélules, Poudres et sachets, Granulés...
Cutanée (ou transdermique)	• Pommades, Crèmes, Gels, Dispositifs transdermiques (patchs).
Formes transmuqueuses	• Sprays et collutoires, Solutions nasales, Gouttes auriculaires, Collyres.

MÉMO **36** SUITE

Notions de pharmacologie

4 Pharmacocinétique

Différentes phases expliquent le devenir du médicament dans le corps :

- **Résorption** ou **absorption,** passage depuis son site d'administration à la circulation générale.
- **Distribution,** diffusion du médicament dans l'ensemble de l'organisme à partir du plasma.
- **Métabolisme,** transformation (hépatique) du médicament afin de faciliter son élimination.
- **Excrétion,** élimination du médicament métabolisé ou non. Deux voies possibles :
  - excrétion rénale ;
  - excrétion hépatique et digestive.

5 Dosages

- La **dose usuelle** correspond à la quantité de médicament et à la fréquence d'administration par 24 heures permettant d'obtenir les meilleurs effets thérapeutiques sur le plus grand nombre. Cette dose usuelle doit être modulée par le contexte clinique.
- La **dose unitaire** correspond à la dose de médicament par prise.
- La **dose journalière** correspond au cumul des doses unitaires par 24 heures.
- La **dose totale** du traitement correspondant au cumul des doses journalières à ne pas dépasser.
- La **dose maximale** correspond à la dose à ne pas dépasser par 24 heures.

La **posologie** peut être adaptée en fonction de la voie d'administration et en fonction du patient.

6 Effets des médicaments

A Iatrogénie médicamenteuse

La **iatrogénie** (ou iatrogenèse) **médicamenteuse** concerne tout dommage résultant de la prise de médicaments ou de l'intervention d'un professionnel de santé relative à un médicament.

Cette définition exclut les intoxications volontaires et les toxicomanies.

B Interactions médicamenteuses

L'interaction médicamenteuse est une situation provoquée par l'administration simultanée ou successive de deux ou plusieurs médicaments.

L'**ANSM (Agence nationale de sécurité du médicament et des produits de santé)** établit quatre niveaux de recommandations en cas d'associations médicamenteuses.

- Niveau 1 :

le niveau le plus grave est la « **contre-indication** ».

- Niveau 2 :

l'« **association déconseillée** » doit être le plus souvent évitée.

- Niveau 3 :

la « **précaution d'emploi** » est la recommandation la plus fréquente.

- Niveau 4 :

c'est le niveau où il n'existe pas de recommandations particulières.

C Effets nocifs

Les effets nocifs des médicaments sont de plusieurs types.

- Erreurs et accidents :

événements graves mais exceptionnels.

- Effets toxiques :

manifestations nocives résultant d'un surdosage du médicament donc en dehors des conditions de posologies habituelles.

- Effets indésirables des médicaments :

altérations de l'état du malade consécutives à l'administration d'un médicament dans des conditions habituelles d'emploi.

MÉMO 37 La démarche de soins

1 Les étapes de la démarche de soins

Il s'agit d'un outil qui permet aux soignants de repérer les éléments essentiels pour la prise en charge de la personne soignée et de son entourage. Elle comporte plusieurs étapes.

1. **Le recueil de données** : il vise à recueillir des informations concernant l'identité de la personne, les informations d'ordre socioprofessionnel, le mode d'admission, le mode d'habitation (fiche d'identification), les habitudes alimentaires, les besoins satisfaits ou perturbés, l'évaluation de la douleur (le recueil de données des besoins à l'entrée), AS et IDE.
Les moyens et les sources utilisés pour recueillir les informations sont :
– l'entretien avec la personne, sa famille, l'équipe soignante ;
– la lecture du dossier de soins et la lecture du dossier médical.
2. **L'analyse de la situation** : réflexion individuelle et/ou collective dans les réunions de transmissions orales.
3. **L'identification des problèmes de santé réels et/ou potentiels** (sous la responsabilité de l'infirmière) : pose de cibles, de diagnostics infirmiers, AS et IDE.
4. **La détermination d'objectifs de soins**, en équipe pluridisciplinaire : « que la personne soit capable de... »
5. **La planification de soins** : prévoir des actions en collaboration AS et IDE sous la responsabilité de l'IDE.
6. **La mise en œuvre et la réalisation des actes de soins** sous responsabilité de l'IDE.
7. **L'évaluation et les réajustements** (synthèse intermédiaire en hospitalisation longue, préparation à la sortie...) en équipe pluridisciplinaire.
8. **La fin du séjour** (macro cible de sortie, feuille de transmission lors d'un départ en centre de convalescence, transfert autre service, sortie à domicile...) en équipe pluridisciplinaire.

La démarche de soins

2 Les modèles en soins infirmiers

Il en existe plusieurs.

L'école des besoins de Virginia Anderson est le modèle le plus utilisé dans les instituts de formations en soins infirmiers.

Il considère que l'individu malade ou en santé est un tout complet présentant 14 besoins fondamentaux qu'il doit satisfaire.

Pour cela les soins infirmiers ont pour but la conservation ou le rétablissement de l'indépendance de la personne dans la satisfaction de ses besoins.

- Le besoin fondamental est une nécessité vitale.
- L'indépendance est la capacité de l'individu à satisfaire seul ses besoins à un niveau minimal, par des actions ou des comportements appropriés.
- La dépendance (dans la satisfaction des besoins fondamentaux) correspond à l'incapacité pour l'individu d'adopter des comportements favorables et d'accomplir pour lui-même et par lui-même des actions adaptées pour satisfaire ses besoins (ex. : besoin de boire et de manger).

Manifestations de « Elle/Il »		Causes : Pourquoi la dépendance	Actions : Ce que je fais « Je ..... »
Indépendance	Dépendance		

Dans le cadre de sa formation, l'aide-soignant est tenu de présenter des démarches de soins formatives et normatives lors de période de stage afin de valider ses compétences. Les différents apports théoriques et stages pratiques lui permettent de s'approprier cet outil au regard du référentiel d'activités et de compétences du diplôme d'état d'aide-soignant (DEAS).

38 Protocole de soins

C'est l'ensemble des actes et prestations définis pour le suivi médical d'un patient atteint d'une maladie grave et/ou chronique : « Le protocole est un descriptif de techniques à appliquer et/ou de consignes à observer. » (ANAES).

Les protocoles de soins peuvent être d'ordre préventif (hygiène des mains), thérapeutique, où à objectif de recherche (qui nécessite un consentement écrit du patient) et/ou éducatif.
Ils décrivent les techniques et/ou les consignes à respecter. Il peut être constitué de fiches techniques, des procédures.

- *La fiche technique* « est la description méthodique et chronologique des opérations successives à effectuer pour la réalisation d'une tâche, d'un acte de soins. Elle doit être validée, remise à jour périodiquement et lors de chaque évolution technique, scientifique, législative ». (BO 92-13 *bis*, Ministère de la Santé).

La fiche technique décrit un soin dans le détail. Elle est centrée sur la personne soignée.
Elle comporte :
- la définition du soin ;
- les objectifs spécifiques incluant, si possible, des objectifs pédagogiques destinés au patient :
- la description du matériel requis ;
- les précautions et la technique proprement dite du soin.

La fiche technique est de portée restreinte dans la mesure où elle concerne un objet très restreint, et où elle est éventuellement centrée sur une tâche.
Elle peut être un élément du protocole.
Certains éléments sont indispensables afin de valider une procédure (l'objet, date et domaine d'application, définitions et abréviations, le numéro de la version, les personnes concernées, les références, nom des personnes et la fonction des personnes qui l'ont rédigé, validé, approuvé...).

Protocole de soins

- **Les protocoles** permettent :
- d'harmoniser des pratiques pour améliorer les pratiques professionnelles ;
- de faciliter l'intégration et l'adaptation des nouveaux personnels ;
- d'avoir une pratique identique et d'avoir un langage commun ;
- d'évaluer la qualité des soins ;
- de développer et valoriser les compétences d'un savoir infirmier ;
- de garantir un cadre juridique des pratiques infirmières ;
- de faire évoluer la recherche en soins infirmiers.

- **Les types de protocoles :**
- de traitement, de soins spécifiques, d'urgence ;
- d'examens (coronarographie, scanner cérébral avec injection...) ;
- d'entretien des locaux et du matériel, les noms des produits utilisés, leurs propriétés (désinfectant, détergent), ainsi que leur dilution et le temps de conservation ;
- d'accueil ;
- gestion des déchets en unité de soins ; http://www.aide-soignante.net/protocoles.htm ;
- soins de bouche ; http://www.aide-soignante.net/protocoles.htm ;
- préparation cutanée de l'opéré ; http://www.aide-soignante.net/decret ;
- capiluve, http://www.aide-soignante.net/decret.htm pédiluve ; http://www.aide-soignante.net/protocoles.htm ;
- premier lever ; http://www.aide-soignante.net/protocoles.htm.

- **Les supports des protocoles** permettant une accessibilité 24 H/24 :
- classeur dans les postes de soins ;
- site local informatique dans les établissements.

Pour chaque professionnel, il est important de recenser et d'utiliser les protocoles validés dans la structure d'exercice.

L'engagement de chacun permet de faire évoluer les pratiques, de les mettre en œuvre, de les utiliser, de les évaluer et de les réajuster en équipe pluridisciplinaire.

39 Règles d'hygiène et de sécurité dans les soins

1 Pour tout soignant, l'hygiène corporelle et vestimentaire est importante

A L'hygiène corporelle

Douches régulières ; Ongles courts sans vernis ;
Lavages des mains fréquents (conforme aux recommandations).

B L'hygiène vestimentaire

Tenue ample ; nominative ; à manches courtes ; entretenue généralement par l'établissement ; stockée dans un vestiaire.
Les bijoux sont à retirer pendant la journée de travail (sauf alliance et bijoux discrets, non pendants). Les chaussures doivent être fermées, silencieuses, lavables.
Des tenues de protection pour les soins à risque et/ou le nécessitant.
Le port d'un tablier et d'une charlotte pour servir les repas, ainsi que le port de gants à usage unique (si soins en contact avec du sang, urines, selles, sécrétions, pour la manipulation du linge, en cas de lésion sur les mains).

C Les règles liées à l'entretien

Le respect des procédures pour l'entretien des locaux, de la chambre, de l'environnement (table de nuit, table repas, chaise, fauteuil) le matériel (chariot, pied à perfusion). Se référer aux indications sur les notices et/ou protocoles pour l'emploi des produits utilisés (désinfectant, détergent, autres) concernant leurs propriétés, leurs modes d'emploi (dilution et conservation) et les précautions d'emploi.

Les règles de la vie hospitalière

L'hygiène et l'information du patient pour la réalisation des actes quotidiens et des soins spécifiques. Les règles d'hygiène alimentaire, le respect de la chaîne du froid (éviter ainsi les intoxications alimentaires), la collaboration avec les diététiciens (conseils et respect de la prescription). Les règles d'utilisation d'une friction avec un produit hydro-alcoolique.
Les règles de l'élimination des déchets (de soins non contaminés, à risque).
Les règles d'élimination du linge souillé et/ou contaminé.
Les règles liées aux spécifiés du patient : isolement (précautions universelles).

D Les règles de sécurité

Mettre en œuvre les moyens pour éviter les chutes (pose de ridelles, de contention sur prescription), les escarres (mettre en place de matériel préventif et/ou curatif). Identifier les gestes à risque dans les soins. Appliquer les mesures spécifiques concernant les patients à tendance suicidaire (faire condamner la fenêtre).

Vérifier l'identité à l'entrée (identitovigilance), bracelet d'identification (pour tous les patients selon la procédure de l'établissement), connaitre la procédure de déclaration des AES (accident d'exposition au sang).

2 Formation des personnels et amélioration de la qualité des soins

Les établissements de santé mettent en œuvre une politique de formation continue tout au long de la vie professionnelle, afin que le personnel s'approprie les nouvelles procédures et/ou les nouvelles recommandations, la mise en place de procédures et de protocoles.

Des programmes de déclarations des événements indésirables existent : ils permettent de repérer des dysfonctionnements répétés, et ainsi d'alerter sur des pratiques et de renforcer la politique de l'établissement pour revoir certaines procédures et/ou programme de formation local. Des actions sont menées dans les établissements de santé, sur des thèmes précis comme la semaine de la sécurité, le lavage des mains.

Depuis 1996, tous les établissements de santé publics ou privés doivent s'engager dans une démarche de certification. L'accréditation est un processus d'évaluation externe à un établissement de soins, effectué par des professionnels indépendants de l'établissement et de ses organismes de tutelle, et concernant l'ensemble de son fonctionnement et de ses pratiques. Elle vise à s'assurer que les conditions de sécurité et de qualité des soins sont réunies. L'accréditation est délivrée par une agence sanitaire indépendante : la Haute autorité de santé (HAS). En contrepartie de leur financement public, l'hôpital ou la maison de retraite doit rendre un service de qualité, au meilleur coût. Cette qualité se mesure notamment par rapport à des normes que l'hôpital doit respecter, en matière de matériel, de processus ou de qualification du personnel. Elle implique la mise en œuvre, dans chaque établissement, d'une démarche qualité.

Ergonomie

40 Le système locomoteur

1 La colonne vertébrale

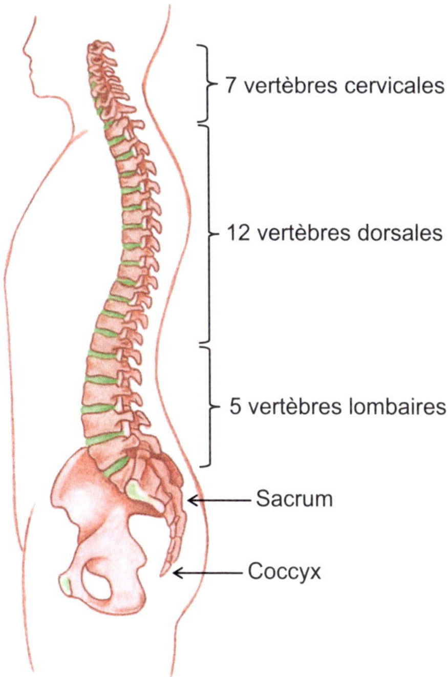

La colonne vertébrale est la structure qui protège la moelle épinière.
Elle est composée de 33 vertèbres : 24 vertèbres allant des cervicales aux lombaires et 9 vertèbres soudées composant le sacrum et le coccyx.

Le système locomoteur

2 Le disque intervertébral

Le disque intervertébral est une structure cartilagineuse séparant deux vertèbres. En se déformant, il joue le rôle d'amortisseur entre chaque vertèbre lors des mouvements de la colonne vertébrale.

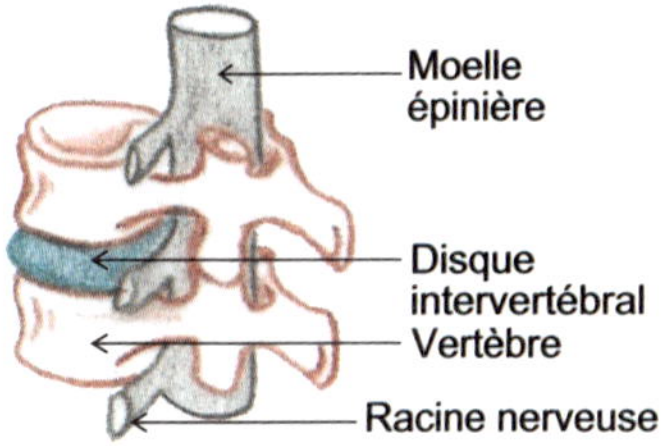

3 Les courbures rachidiennes

La colonne vertébrale présente naturellement certaines courbures appelée courbures rachidiennes.

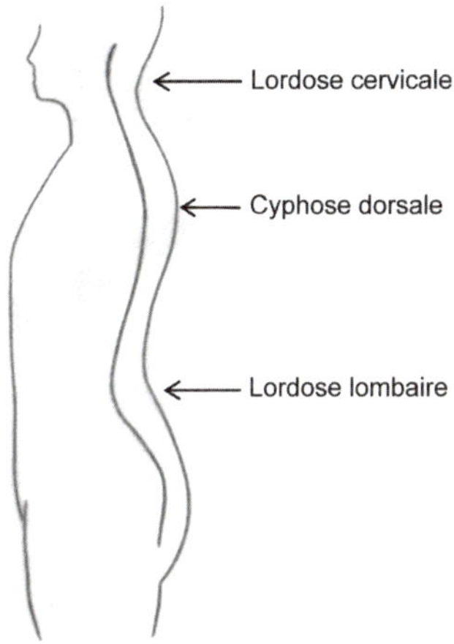

Ces courbures peuvent devenir pathologiques lorsqu'elles sont trop exagérées :

- l'**hyperlordose** est une exagération de la lordose lombaire provoque le bas du dos cambré ;
- l'**hypercyphose** est l'exagération de la cyphose cervicale donne l'aspect de dos voûté ;
- la **scoliose** est une déformation de la colonne dans les trois plans de l'espace.

41 Le port de charge et ses conséquences sur le corps humain

1 Professions à risque

Certaines professions sont plus exposées que d'autres aux problèmes de dos : métiers du bâtiment, livreurs, professions paramédicales... L'aide au transfert des patients est une de ces activités contraignante, répétée des métiers d'aide-soignant, infirmier...

2 Accidents dorso-lombaires

Souvent lié à un mauvais geste provoquant un microtraumatisme au niveau de la colonne vertébrale et une douleur aiguë.
La répétition peut induire des contraintes nocives pour la colonne vertébrale et abîmer progressivement ses différentes structures et être à l'origine d'accidents dorso-lombaires. Les accidents dorso-lombaires font partie des troubles musculo-squelettiques qui regroupent un certain nombre de pathologies multifactorielles et liées au travail.

3 Conséquences d'une mauvaise exécution du port de charge

De manière répétée et mal exécuté, le port de charge peut avoir des conséquences plus ou moins importantes et invalidantes sur le dos. Cela peut aller de :
- la simple fatigue pouvant amener une fragilité, un terrain plus propice aux accidents dorso-lombaires ;
- la douleur aiguë pouvant engendrer un arrêt de travail temporaire ;
- ou encore la douleur chronique pouvant, elle, amener à l'invalidité au travail. Elle est une cause fréquente de séjours en centre de rééducation.

Ces problèmes de dos ont alors d'importantes répercussions sur le quotidien, les loisirs, les déplacements et peuvent prendre différentes formes aussi invalidantes les unes que les autres.

42 Les accidents dorso-lombaires

1 Les différents types de douleurs

Les douleurs dorsales peuvent se manifester sous différentes formes. On retrouve principalement les pathologies suivantes :

- **Lombalgie** : douleur du bas du dos au niveau des lombaires. Lorsque cette douleur est aiguë, c'est-à-dire qu'elle dure moins de trois mois, on parle de **lumbago**. À l'inverse, lorsqu'elle devient chronique, c'est-à-dire qu'elle perdure au-delà de trois mois, on parle de **lombalgie chronique**.
- **Sciatique** : correspond à une douleur qui part de la fesse, descend vers la cuisse voir la jambe et le pied, en suivant le trajet du nerf sciatique.
- **Lombosciatique** : douleur combinée associant la douleur lombaire à la douleur sciatique.

2 Les causes des douleurs

- **Discopathie** : elle correspond à une usure du disque intervertébral.
- **Hernie discale** : il s'agit d'une saillie d'un disque intervertébral dans le canal rachidien pouvant y provoquer la compression d'une racine nerveuse.
- **Tassement vertébral** : se manifeste par une diminution de la hauteur d'une vertèbre.
- **Canal lombaire étroit** : c'est un rétrécissement du canal lombaire dû à des saillies osseuses dont la production est anormale.
- **Arthrose vertébrale** : elle est due à une dégradation du cartilage vertébral.
- **Scoliose** : il s'agit d'une déformation de la colonne vertébrale dans les 3 plans de l'espace.

Afin de se préserver de ces troubles, il existe certains principes à automatiser.

43 Techniques de prévention des accidents dorso-lombaires

1 Principe de base

A L'auto grandissement

C'est un principe d'**autocorrection** visant à redresser la tête le plus possible vers le haut tout en ramenant les épaules en arrière et de « se tenir droit », ce principe est à appliquer au quotidien.

B Le verrouillage lombaire

« Verrouillage » du tronc en position intermédiaire ou position neutre, en associant :
- contraction des abdominaux et lombaires,
- dos droit.

2 Bases du maintien statique

➤ Bien se tenir debout

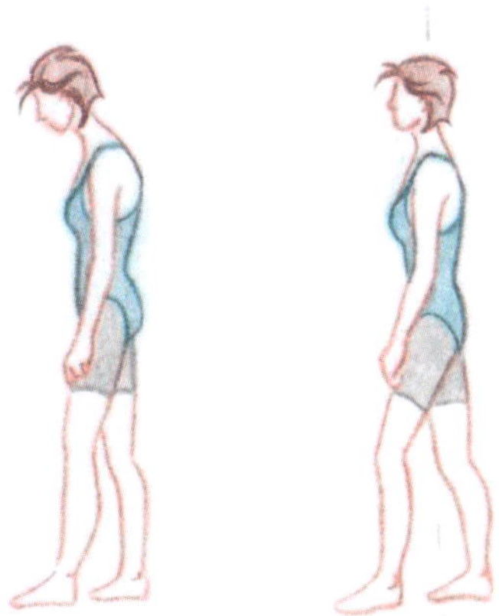

Mauvaise position — Position correcte, tête droite et épaules en arrière

Techniques de prévention des accidents dorso-lombaires

➤ Bien se tenir assis

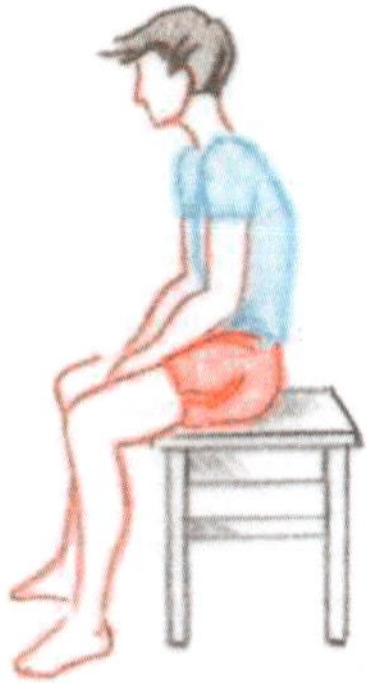

Mauvaise position

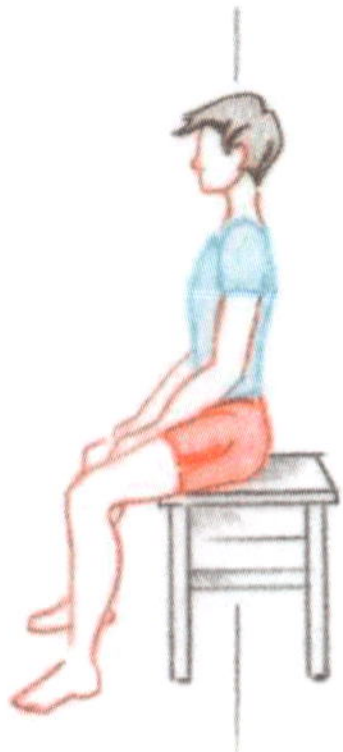

Position correcte

➤ Bien se tenir allongé

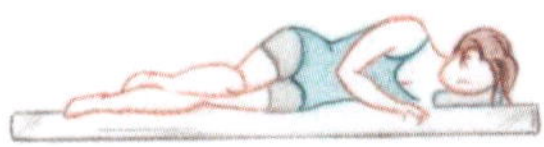

Sur le côté : en chien de fusil ou simplement la jambe du dessus fléchie et celle du dessous tendue

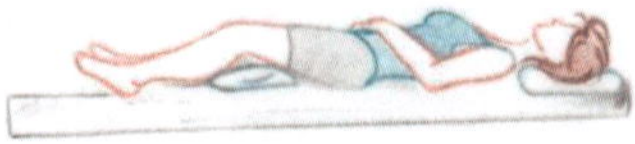

Sur le dos, avec éventuellement un petit coussin sous les genoux

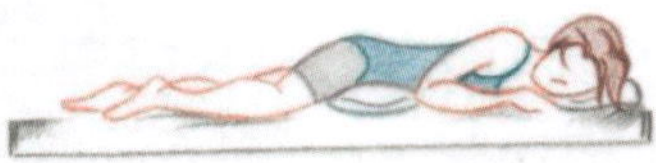

Sur le ventre : peu recommandée. A défaut placer un petit coussin sous le ventre pour éviter l'accentuation de la lordose lombaire

Techniques de prévention des accidents dorso-lombaires

3 Bases du maintien en mouvement

A Les fentes

En statique, lors d'une activité, utiliser la flexion des jambes ou les fentes pour se mettre à hauteur au lieu de se pencher préserve des contraintes au niveau rachis.
Au bord du lit, utiliser le bassin en « troisième appui » contre le bord du lit.
En dynamique, elles permettent d'accompagner le mouvement de transfert en déplaçant bassin jambes tout en conservant le dos bien droit. Passez d'une fente latérale gauche à une fente latérale droite lors, par exemple d'un redressement au lit vers la droite.

B Ramasser un objet au sol

- Flexion des jambes.
- Pendule.
- Chevalier servant.

C Le port de charge

- Au plus près de la charge, centre de gravité et celui de la charge à soulever le plus près possible. Plus l'objet sera placé loin, plus le poids supporté par la colonne sera démultiplié.
- Écarter les pieds de la largeur du bassin pour augmenter le polygone de sustentation (espace délimité par les pieds) et améliorer l'équilibre.
- Plier les jambes pour se mettre à hauteur de la charge et la soulever au plus près de soi. Ne jamais se pencher en courbant le dos.
- Si la charge peut être divisée en deux, (*ex.* : sacs) la répartir de manière équilibrée de chaque côté.
- Soulever la charge en la conservant au plus près de soi, le dos bien droit et en utilisant la force des jambes. Plus la charge sera éloignée du corps, plus le poids supporté par la colonne vertébrale sera démultiplié.

Enfin pratiquer une activité physique, un sport de façon régulière, afin de conserver une bonne tonicité et musculature globale.

Un soignant efficace est avant tout un soignant en bonne santé !

MÉMO

44 Législation et déontologie concernant la contention

1 Différentes formes de contention

- La contention posturale : mises en place dans un but rééducatif, afin de prévenir ou corriger des attitudes vicieuses (botte de maintien...) ou d'autres aides de positionnement (écharpe de contention...).
- La contention environnementale : restriction de l'espace de circulation.
- La contention chimique : utilisation de moyens médicamenteux dans le but de maîtriser le comportement d'un patient.
- La contention physique également appelée contention passive : utilisation de tout moyen matériel limitant les mouvements d'une personne ou d'une partie de son corps.

2 Réglementation relative à la contention physique ou passive

Elle peut être mise en place par le biais de ceintures, gilet, sangles, attaches, au lit ou encore au fauteuil roulant par exemple.

Elle ne doit être mise en place que dans un but de conserver la **sécurité** du patient d'un risque de blessure, de lésions corporelles grave pour lui-même ou autrui et en l'absence de toute autre solution alternative.

La contention physique reste donc un **moyen préventif**, bien souvent des chutes ou de fugues, et en aucun cas une punition ou un moyen de réprimande.

Si le recours à la contention est indispensable il faudra veiller :

- à une mise en place, dans la mesure du possible, avec l'accord du patient et son intérêt doit lui être expliqué ainsi qu'à sa famille ;
- que le confort et l'indépendance de la personne sont conservés ;
- de la surveillance régulière des complications: présence de rougeur, marques cutanées, troubles du sommeil, ou du comportement, répercussions psychologiques... ;
- à réévaluer quotidiennement son intérêt, et à sa levée dès que possible.

Dans tous les cas la contention physique ne peut être mise en place que sur **prescription médicale** après une réflexion pluridisciplinaire.

45 Principes et règles d'ergonomie concernant la manutention

1 Connaître son patient

Il est indispensable de connaître :
– les capacités et faiblesses de la personne,
– les points douloureux du patient.
Ne pas hésiter à demander conseil aux kinésithérapeutes ou ergothérapeutes.

2 Préparer l'espace

- Distance : diminuer au maximum.
- Préparer et sécuriser les points de départs et d'arrivée.
- L'environnement doit être dégagé de tout obstacle ou élément dangereux (sol mouillé…).

3 Préparer le patient

Le patient doit être prêt pour effectuer son transfert.
Expliquer les mouvements qui vont être réalisés et annoncer le départ.

4 Se préparer

- Bien repérer ses prises, ses appuis, prendre le temps de se positionner son autant de gestes indispensables.
- Éviter les prises contraignantes ou désagréables.
- Ne pas pincer, ne jamais tirer sur les membres.
- Toujours se positionner au plus proche du patient pour minimiser les efforts.
- Penser au verrouillage lombaire, ainsi qu'à l'utilisation de la force des cuisses et jambes. Penser aux fentes latérales, fentes avant…
- Préparer son matériel et le placer à disposition.

5 Sécuriser et conforter la position d'arrivée

- Toujours vérifier que la position finale soit convenable.
- Le patient doit être confortablement installé, sans provocation de douleur.

MÉMO 45 SUITE

Principes et règles d'ergonomie concernant la manutention

- La prévention des mauvaises positions ou attitudes vicieuses doit faire l'objet d'une attention particulière.
- Tous les coussins de positionnement nécessaire au patient doivent être repositionnés.

6 Savoir s'adapter en fonction du patient

- S'adapter selon les capacités et la pathologie du patient.
- Stimuler, par une participation active, selon les possibilités du patient afin de conserver son indépendance dans les gestes qu'il peut réaliser.

46 Techniques de manutention : les principaux transferts

1 Redressement au lit

➤ À un soignant : pour les patients pouvant participer à la manutention

• Préparer l'environnement : adapter la hauteur, lit bien à plat.

• Positionner le patient : si possible, plier ses deux jambes, lui demander d'attraper la potence du lit ou de croiser les bras et de regarder son nombril.

• Se positionner : proche du lit, au niveau du nombril du patient, en fente latérale vers le pied du lit et en verrouillage lombaire. Glisser une main sous les omoplates et la seconde en cuillère sous les fesses.

• Préparer le patient : au départ, lui demander, si possible, de tirer sur la potence et pousser avec ses pieds. Accompagner le glissement en passant en fente latérale du côté de la tête de lit.

➤ À deux soignants : pour les patients ne pouvant pas aider à la manutention

• Préparer l'environnement : un soignant de chaque côté du lit, adapter la hauteur, lit bien à plat.

• Positionner le patient : croiser les bras du patient sur lui et lui demander de regarder vers son nombril.

• Se positionner : au plus proche du lit, en fente latérale vers le pied du lit et verrouillage lombaire. Les deux soignants empoignent fermement le drap les deux mains paumes vers le ciel, l'une au niveau des omoplates, l'autre sous les fesses.

• Préparer le patient : au départ puis le faire glisser vers le haut du lit en tirant le drap de manière synchronisée en passant en fente latérale vers la tête de lit.

2 Redressement au fauteuil

➤ Par l'arrière du fauteuil

• Préparer l'environnement : mettre les freins du fauteuil.

• Positionner le patient : escamoter les cale-pieds pour mettre les pieds du patient à plat au sol, proches du fauteuil. Lui croiser les bras sur le bas ventre.

• Se positionner : derrière le fauteuil, placer les mains sur celles du patient en se glissant sous ses bras. Penser au verrouillage lombaire et à fléchir les jambes pour se mettre à bonne hauteur.

Techniques de manutention : les principaux transferts

• Préparer le patient au départ : le pencher vers l'avant en lui demandant de regarder son nombril puis tirer le bassin au fond du fauteuil. Si possible le patient peut aider en poussant par terre avec ses pieds.

➤ Par l'avant du fauteuil

• Préparer l'environnement : mettre les freins du fauteuil.

• Positionner le patient : escamoter les cale-pieds pour mettre les pieds du patient à plat au sol, serrés et légèrement reculés vers le dessous du fauteuil.

• Se positionner : face au patient, mettre les pieds de chaque côté de ceux de la personne, et les genoux contre les siens. Penser au verrouillage lombaire et fléchir les jambes pour se mettre à bonne hauteur. Passer les mains dans le dos du patient en se glissant sous ses bras. S'il le peut, lui demander de venir attraper votre cou avec un ou les deux bras. Incliner la personne vers soi.

• Préparer le patient au départ : basculer légèrement en arrière pour faire contrepoids afin de limiter l'effort, et décoller légèrement les fesses du patient en tirant le haut du tronc puis pousser les genoux pour propulser le bassin en arrière et le caler au fond du fauteuil.

3 Transfert assis – debout

• Préparer l'environnement :
- à partir du lit : se servir du lit en le remontant pour aider le patient, minimiser son effort ainsi que celui de l'aidant. Mettre les freins.
- à partir du fauteuil roulant ou d'une chaise : sécuriser, escamoter les cale-pieds, positionner les freins, ou vérifier que la chaise soit stable et ne puisse pas glisser en arrière.

• Positionner le patient : pieds à plats, parallèles, à distance convenable l'un de l'autre pour un équilibre suffisant. Si possible, demander au patient de passer l'un ou ses deux bras autours de vous.

• Se positionner : au plus proche du patient, verrouillage lombaire, flexion des jambes adaptée à la hauteur (lit ou fauteuil), passer les bras dans le dos du patient. Placer ses pieds de chaque côté de ceux du patient, et les genoux de chaque côté de ceux du patient également.

• Préparer le patient au départ et l'aider à se redresser : le soignant bascule légèrement arrière en gardant les jambes fléchies pour faire balancier avec son propre poids et limiter les contraintes au niveau du dos.

• Pivoter et se rasseoir : pour aider le patient à se rasseoir sur un autre support, chaise lit ou fauteuil roulant, conserver les mains dans son dos et l'aider à pivoter. Une fois le patient dos au support sécurisé, lui demander de fléchir les jambes et l'accompagner doucement. Placer le bassin bien au fond s'il s'agit d'une chaise ou d'un fauteuil.

4 Positionnement au lit sur le côté : décubitus latéral

➤ Exemple du décubitus gauche

- Préparer l'environnement : adapter la hauteur du lit à sa propre morphologie, se positionner du côté où le patient va être tourné (*ici à gauche*).
- Positionner le patient : si possible, lui demander d'attraper la barre de lit avec son bras opposé (*ici le bras droit*), sinon lui positionner le bras devant lui, main sur l'épaule opposée (*ici l'épaule gauche*). Fléchir sa jambe opposée (*ici la jambe droite*).
- Se positionner : au plus proche du patient, verrouillage lombaire, flexion des jambes et appui du bassin contre le lit. La première main (*ici la main droite*) se positionne au niveau de l'omoplate opposée (*ici l'omoplate droite*) du patient, la seconde au niveau de la fesse opposée (*ici la fesse droite*). L'avant-bras vient en appui contre la cuisse.
- Préparer le patient au départ et l'aider à basculer sur le côté : cette manutention peut être réalisée à deux aidants en fonction des données personnelles du patient (morphologie, douleur...). Le second aidant se place alors du côté opposé au décubitus pour aider le patient à se tourner.

5 Transfert couché – assis/assis – couché

➤ Aide au lever

- Préparer l'environnement : mettre le lit à plat et à la bonne hauteur en fonction de sa propre morphologie.
- Positionner le patient : installer le patient sur le côté en chien de fusil (jambes fléchies) du côté du transfert. Laisser tomber les pieds et mollets en dehors du lit pour aider à la bascule.
- Se positionner : au plus proche du patient, verrouillage lombaire, flexion des jambes. Passer une main sous les omoplates et l'autre derrière les cuisses au niveau du creux des genoux.

Techniques de manutention : les principaux transferts

- Préparer le patient au départ et le faire basculer : relever le buste en se servant des jambes comme contre bascule.

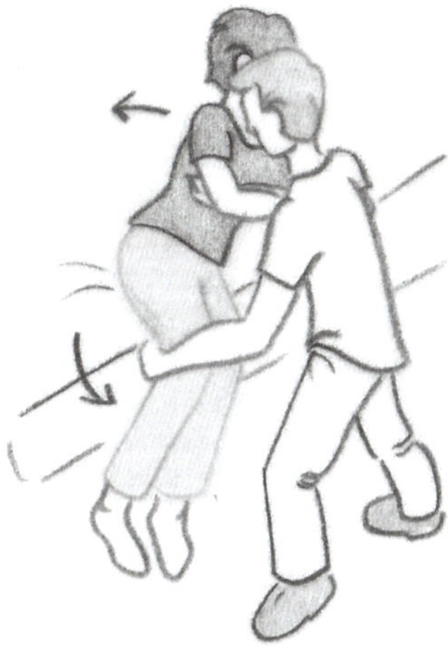

▶ Aide au lever

➤ Aide au coucher

- Préparer l'environnement : mettre le lit à plat et à la bonne hauteur en fonction de sa propre morphologie.
- Positionner le patient : croiser la jambe qui est vers vous par-dessus l'autre, croiser les bras.
- Se positionner : au plus proche du patient, verrouillage lombaire, flexion des jambes. Passer une main sous les jambes et l'autre derrière les omoplates.
- Préparer le patient au départ et le faire basculer : relever les jambes et accompagner la descente du tronc. S'assurer de la bonne installation du patient sur le lit.

46 Techniques de manutention : les principaux transferts

6 Transfert fauteuil – lit

Pour une personne ne pouvant pas passer par la position debout.

• Préparer l'environnement :
enclencher les freins du fauteuil et du lit, escamoter les cale-pieds et s'assurer que rien ne gêne le transfert.

• Positionner le patient :
lui croiser les bras devant lui.

• Se positionner :
chaque aide-soignant se positionne en flexion des jambes et verrouillage lombaire. Le premier englobe le buste en passant sous les aisselles. Le second porte les jambes du patient.

• Préparer le patient au départ et le transférer en synchronisant le déplacement. S'assurer de la bonne installation du patient sur le lit.

MÉMO

47 Les aides techniques à la manutention et au transfert

Module 4

En fonction des difficultés du patient, des aides techniques seront peut être nécessaires pour assurer le confort et la sécurité du patient comme du soignant. En voici quelques exemples.

- Le drap de glissement
- La housse de redressement unidirectionnelle
- La planche de transfert
- La ceinture de transfert
- La planche de glissement
- Le disque de transfert ou disque pivotant
- Le guidon de transfert
- Le verticalisateur
- Le lève personne

48 Principes et règles de sécurité concernant les personnes soignées

1 Le matériel de soin lié au patient

• Toujours s'assurer que le transfert peut être réalisé sans risque pour le matériel de soin lié au patient.

2 Les attelles et contentions

• Avant le transfert, s'assurer que les attelles et contentions nécessaires au patient sont bien en place.
Exemple : Ce patient hémiplégique n'a plus de motricité au niveau du bras, il doit être positionné dans une écharpe de contention. Les transferts et déplacements ne doivent jamais être réalisés avec le bras pendant, il y a un risque de lésion des structures soutenant l'épaule.

3 Le matériel domotique

• Certains patients atteints de handicaps très lourds (tétraplégie, locked in syndrom...) sont dépendants de matériel domotique pour contrôler leur environnement (télévision, lumière, sonnette d'appel...).
Ce matériel fragile doit être manipulé avec précaution.

4 Le matériel de confort

• Lorsqu'il est correctement installé, le patient doit pouvoir conserver un maximum d'indépendance.
• Le soignant veillera toujours à ce que le patient ait accès au téléphone, à la télécommande de la télévision, sa bouteille d'eau... et surtout à la sonnette d'appel d'urgence.

Relation – Communication

49 Le développement psychosociologique

1 Nourrisson (0 à 15 mois) : stade oral

- Le nourrisson trouve du plaisir dans l'oralité (succion du pouce, tétées...) : autoérotisme.
- Il n'y a pas de distinction claire entre bébé et le monde extérieur : identification (fusion) à la mère (jusqu'à 6 mois).
- La mère cherche à satisfaire son besoin d'alimentation alors que les tensions engendrée par l'attente ou réponse imparfaite crée une alternance plaisir/déplaisir et de la frustration.
- C'est le moment où le processus d'attachement se construit à partir des besoins alimentaires (Freud) et des contacts sociaux (Bowlby).
- La recherche du plaisir s'exprimera sous forme de pulsions.
- Le décalage entre le souhaité et le donné crée une frustration et amène la distanciation avec la mère reconnue comme objet à part entier.
- Construction de l'individualité et différenciation avec la mère : l'enfant expérimente le monde à proximité de sa mère (séparation/individuation).

2 Phase de la première petite enfance (15 mois – 2 ans)

- Développement cognitif (intelligence) avec utilisation des 5 sens et mémorisation des expériences ayant permis d'établir une relation entre l'objet utilisé et l'effet produit.
- Stade du miroir (vers 6 – 8 mois) : reconnaissance de son corps devant un miroir et prise de conscience de sa différence avec autrui.
- Naissance de l'amour de soi (narcissisme).

3 Seconde petite enfance (2 ans – 3 ans) : stade anal

- Maitrise des sphincters (propreté) et prise de conscience du plaisir découlant des sensations de remplissage de son corps (alimentation) et d'évacuation des déchets.
- Développement de son individualité par l'autonomisation et le choix volontaire de se soumettre à l'être aimé ou de s'y opposer.

Le développement psychosociologique

- Correspond à la période d'opposition dite « du non » (3e organisateur de SPITZ).
- Maîtrise de la communication verbale.
- Maîtrise de la mobilité : marche, et premières identifications : conduites d'imitations (habillage).
- Développement des conduites sociales.
- Maîtrise du « je » (individuation).
- Progrès du Moi : grâce à une meilleure représentation de soi, de l'image du corps : apparition du bonhomme dans le dessin de l'enfant.

4 L'enfance/Phase de socialisation (3 ans – 11 ans)

A Stade phallique

- La zone génitale devient la zone érogène prédominante.
- Découverte de l'autre sexe : avoir ou non un pénis.
- L'enfant rompt avec le monde imaginaire égocentré pour pouvoir accéder au monde réel : principe de réalité.
- Formation du surmoi : les interdits familiaux, les règles et les conduites sociales sont intériorisés : émancipation et processus d'intégration au groupe.

B Complexe d'Œdipe (de 4 à 6 ans)

- Désir amoureux pour le parent du sexe opposé amenant le parent de même sexe à devenir un rival.
- Prise conscience de ne pas être l'objet unique de l'amour de sa mère ou de son père puisqu'il existe un amour entre ses deux parents. Cela engendre un fantasme d'abandon amenant l'enfant à désirer d'autres objets : prémices de la composante sexuelle de l'individu.

C Latence (de 7 à 11 ans)

- Désexualisation des pulsions.
- Investissement des apprentissages (école).
- Développement de l'intelligence opératoire (vers 7 ans) : utilisation adaptée d'outils pour construire.
- Développement de la pensée logique (vers 10 ans) et du raisonnement abstrait.

Le développement psychosociologique

5 L'adolescence (12 – 17 ans) : stade génital

- Période de crise, de rupture des équilibres établis, de fragilité narcissique « qui suis-je ? », du fait d'un corps devenu sexué soumis à des pulsions mais aussi objet de désir.
- Répression des désirs sexuels dans un premier temps.
- Préoccupations narcissiques et surinvestissement de l'image (tenue ...).
- Problématique : être singulier tout en étant socialement intégré.
- Sortie de crise : personnalité de l'individu définie dans les grandes lignes.
- Reconstruction identitaire issue des identifications à autrui, des choix d'activités et de façon d'être.

MÉMO 50

Relation et communication : techniques de communication

1 La communication : définition et principe

- Communiquer signifie « être en relation avec ».
- C'est l'action de transmettre quelque chose à quelqu'un par l'émission d'un message à partir d'un émetteur vers un récepteur.

A Les Bruits

- Concerne tout ce qui fait perdre de l'information (voix trop basse, des mouvements, distraction passagère) et participe à altérer la bonne compréhension du message.
- Il faut donc se centrer sur l'autre pour y résister.

B Les Filtres

- Ce sont des opérations mentales qui contrebalancent l'action des bruits.
- Ils permettent de sélectionner le message en fonction de l'intérêt que l'on porte au sujet au risque modifier son sens de départ. Ils dépendent de la culture individuelle.

C Le Feed-back

- C'est ce que le récepteur va dire de sa compréhension ou de sa perception du message. Il correspond à la réaction du récepteur, puis au retour vers l'émetteur.
- En situation de soins relationnels, l'émetteur (le soignant), par son intermédiaire vérifie le contenu de l'information donnée.

2 Les trois types de communication

- La communication verbale

Elle touche à l'aspect visible du message, c'est ce que nous en avons compris.

- La communication non verbale

Elle correspond au langage du corps (postures, mimiques, odeurs, regard, vêtements) qui peut-être interprété.

- La communication para-Verbale

Elle correspond aux intonations, au rythme et au volume de la voix utilisés.

Relation et communication : techniques de communication

3 Les conditions d'une communication efficace

- La bonne compréhension de l'interlocuteur (par le biais du feed-back) passe par l'observation et l'écoute sur un modèle empathique.
- La communication porte sur les informations mais s'attache aux interactions qui existent entre ses acteurs la relation :
  - Ainsi, tout caractère discordant entre la parole et les expressions corporelles induit des malentendus et des incompréhensions.
  - C'est ce qu'Alex MUCCHIELLI appelle « *la communication paradoxale* ».

A Le registre émotionnel

- Nous sommes tous sujet à des affects, consécutifs à notre histoire (vécu, éducation, religion) et aux représentations en découlant.
- De ce fait, ils peuvent modifier notre perception du réel et notre capacité à communiquer.

B La reconnaissance

La prise en compte de l'autre favorise la qualité de la communication et constitue un des signes de reconnaissance.

C L'environnement

Toute communication est dépendante du contexte dans lequel elle se déroule. En tenir compte facilite la communication.

4 Les obstacles à la communication

A L'individu

- La perception que nous avons d'un message, son interprétation, se fait donc à partir de préjugés susceptibles de nuire à un échange.
- Nos attitudes agissent aussi sur la communication, puisqu'elles forment un ensemble de jugements et de tendances poussant l'individu à agir.

B La sémantique

- Une communication efficace nécessite l'adaptation du langage utilisé à la capacité de compréhension de l'allocuteur.

MÉMO 50 SUITE

Relation et communication : techniques de communication

C Le code

- C'est un ensemble de signes, images, symboles, de combinaison de ces signes.
- La bonne compréhension du message s'appuiera sur l'identification des codes utilisés (le décodage).

Il faut qu'émetteur et récepteur utilisent un même code pour la compréhension du message, pour que tout signe émis soit compris.

D Le filtrage et la Distorsion

- Des écrans mentaux sont présents dans tout processus de communication.
- Ils filtrent le contenu du message original et sont responsables d'une distorsion de l'idée ou de l'information de départ.
- Résultat : l'individu sélectionne la partie de l'idée ou de l'information qui se trouve en accord avec son attitude, sa culture, sa pensée. Il ignore celle qui s'y oppose.

51 Les valeurs soignantes propres à la communication

1 Le respect

- Respecter l'autre, c'est le reconnaître comme une personne unique, investie d'une dignité et d'une valeur propre.
- En ce sens, le patient est responsable de l'ensemble des décisions qu'il prend.
- Dans ce cadre le soignant :
- ne porte pas de jugement de valeur ;
- ne nie, ni ne banalise ;
- se rend disponible.

2 La compréhension

- Posture intellectuelle nécessaire à tout processus de communication.
- L'objectif du soignant est la bonne compréhension du message et son appropriation.
- Les techniques de reformulation y participent.

3 La discrétion/la confidentialité

- L'aide soignant est tenu de respecter le secret professionnel et la confidentialité des informations.
- La discrétion s'entend comme une valeur personnelle forte et éthique.
- La discrétion engage à la retenue dans les propos que le soignant peut tenir à l'endroit du patient.
- Quant un patient a confié des choses importantes, le soignant choisit d'en faire part à l'équipe uniquement quand il estime que l'échange avec l'équipe va bénéficier au patient.

MÉMO 52 Les attitudes positives

1 L'authenticité et la réciprocité

- L'authenticité (ou congruence) est la capacité à demeurer soi-même dans la relation à l'autre.
- Elle permet au soignant d'exprimer ouvertement ce qu'il ressent quand cela est nécessaire.
- Cela suppose d'avoir une excellente connaissance de soi.
- La qualité du lien avec le patient dépend pour le soignant de sa capacité à recevoir la souffrance. Pour ce faire, il lui faut reconnaître l'autre, le considérer comme un être unique. C'est alors seulement qu'il devient véritablement un sujet de soins.

2 La confiance dans les capacités de l'autre

- C'est être convaincu que l'individu est capable de faire face aux épreuves qu'il traverse.
- L'objectif et de faire émerger chez le patient des ressources jusque là ignorées face à une situation de vulnérabilité nouvelle.

3 L'empathie

- C'est une attitude qui cherche à saisir les sentiments de la personne, à comprendre la souffrance de l'autre sans se l'approprier. *Ex.* : « *Je comprends que votre situation soit difficile à vivre actuellement* ».
- Elle se différencie de la sympathie qui consiste à vivre intensément les mêmes sentiments que le patient : la distance thérapeutique n'existe plus, puisque que le soignant se met à la place de celui-ci.

53 Les outils de la communication

1 Les postures d'écoute

Écouter c'est être capable de se centrer sur un autre point de vue que le sien. C'est faire l'effort conscient d'entendre.
Décrites par E. H. PORTER (psychanalyste), on retrouve :

- L'évaluation :
elle est un jugement de valeur personnel.
Ex. : « *Je vous l'avais bien dit* ».

- Le soutien/la consolation :
cela consiste à encourager, parfois en banalisant le vécu réel.
Ex. : « *Ca va aller. Tout va s'arranger, je vous le promets* ».

- L'interprétation :
c'est attribuer un sens au propos sans tenir compte de ce que pense véritablement le patient.

- L'investigation/l'enquête :
les questions posées permettent la recherche d'informations qui intéressent.
Ex. : « *À quel moment avez-vous pensé cela ?* ».

- La solution immédiate :
c'est une réponse immédiate, sans approfondissement. Les décisions se font à la place du patient.
Ex. : « *D'après-moi, il faut que vous...* ».

- La compréhension :
c'est une posture d'ouverture à l'autre qui tend vers l'écoute active.
Cette dernière est la seule facilitant l'expression et doit donc être privilégiée !

MÉMO 53 SUITE

Les outils de la communication

❷ L'écoute active

- Elle porte sur la considération de l'autre et se base sur le respect de ce qui est dit ou fait.
- Cette écoute est le préalable au lien de confiance et à l'alliance thérapeutique.
- Certaines techniques y contribuent :

– les questions ouvertes :
elles permettent l'expression de l'autre ;
– la reformulation et la clarification :
cela consiste à restituer à l'interlocuteur ce que l'on a compris. Elle évite toute interprétation ;
– faire préciser ;
– pointer le sentiment exprimé.

❸ La reformulation

- Reformuler, c'est reprendre avec d'autres termes plus explicites ce que l'autre dit.

C'est exprimer ce que l'on a perçu de son message.

- La reformulation est le principal outil pour faire prendre conscience au patient ce qu'il vit.
- Son utilisation devra être parcimonieuse dans un souci d'authenticité.

54 Les entretiens

1 L'entretien non directif

- Basé sur l'écoute active, l'empathie dont fera preuve le soignant autorise le patient à exprimer au mieux son ressenti.
- Le soignant pose des questions, parfois à l'aide de la technique de reformulation-clarification.
- C'est une méthode d'entretien où le patient et son vécu sont le centre d'intérêt du professionnel.
- C'est l'entretien privilégié en relation d'aide.

2 L'entretien semi-directif

- Les questions sont préparées à l'avance et sont fonction d'objectifs précis. Les réponses ne pas orientées par le soignant.

3 L'entretien directif

- Le soignant dirige l'entretien à partir d'un questionnaire type qui permet d'avoir une vision précise de la situation du patient afin de pouvoir être immédiatement opérationnel.
- *Ex.* : l'entretien de recueil d'information, les entretiens médicaux d'investigation diagnostique.

MÉMO

55 L'observation aide-soignante

1 Définition

- Outil à visée qualitative consistant au recueil de données objectives relatives à la prise en charge du patient.
- Il s'agit d'une technique active et méthodique qui répond à des objectifs précis (évaluation de la douleur, du comportement...).
- Elle est le complément indispensable à toute écoute de qualité.

2 Objectif

- Obtenir des informations sur la personne soignée.
- Évaluer les besoins du patient.

3 Comment observer et réparer son observation ?

- Le questionnement de départ :
  - Qu'est-ce que je cherche à observer ?
  - Pourquoi cela intéresse la prise en charge ?
- Le lieu :

Propice à l'observation, elle se fait généralement dans la chambre du patient.

- Le moment (heure et durée) :

Il doit tenir compte des contraintes environnementales (présence de la famille, organisation de service...).

- La proximité et la subjectivité :

Il faut garder à l'esprit que l'analyse objective des données observées est d'autant plus difficile que le soignant se trouve dans l'espace d'intimité du patient.

- La grille d'observation :

Ces grilles sont préétablies et reposent sur des critères identiques pour tous. Elles limitent le risque de subjectivité.

Ex. : la grille EDIN recherche les signes objectifs d'inconfort et de douleur du nouveau-né.

❹ Que faut-il observer ?

• Tout ce qui intéresse le patient : sa présentation générale, ses attitudes, ses gestes, ses réactions ainsi que celles de son entourage, etc.
• On observera les signes de la maladie mais aussi ce qui est sain, dans une vision holistique (globale) de la personne soignée.

❺ Comment analyser les données ?

• Les donnés sont recueillies par l'écrit (avec heure, date, signature) sur le modèle Données-Actions-Résultats.
• Le style est simple, direct et le vocabulaire employé précis et commun à tous les soignants.
• Le soignant cherche à déterminer le degré d'autonomie (besoins/dépendance) du patient dans l'exécution des soins concernant les activités de la vie quotidienne.
• L'utilisation de cibles (ou de macro cibles) favorise la mise en relief de certaines informations telles que : un comportement, un changement dans l'état de santé, une réaction aux soins, etc.

MÉMO 56 La gestion de l'agressivité

1 Comprendre l'agressivité

- L'agressivité est souvent le résultat d'un état de vulnérabilité face à une situation inconnue.
- Afin de prévenir tout conflit, il peut être alors utile de se poser les questions suivantes :
  - pourquoi le patient fait-il preuve d'agressivité ? Quelle en est l'origine ? (Pathologie ? Événement ?) ;
  - quelles sont ses inquiétudes, ses difficultés, ses besoins réels ?
  - comment puis-je me comporter ?

2 Manifestations possibles

- Un comportement inhabituel : des gestes vifs et amples.
- Un non verbal fermé, dédaigneux : le visage est figé, attitude en retrait.
- Un vocabulaire inapproprié, grossier, visant à blesser.
- Un sentiment d'auto-dépréciation, de culpabilité : « *Je ne suis bon à rien* ».

3 Les attitudes gagnantes

- Concevoir le patient positivement : les failles individuelles ne mettent pas en causes les qualités.
- Garder son calme : un ton posé et un discourt clair démontrent le souci de mieux comprendre la situation et prévient tout risque *d'escalade symétrique*.
- Pratiquer l'humour : c'est un outil atypique et décalé qui désamorce certaine situation tendue.
- Reformuler : c'est une technique d'écoute de base qui permet d'amorcer le dialogue tout en mettant à distance l'émotion. « *Je remarque bien que vous êtes énervez. Pourriez-vous m'expliquer pourquoi ?* ».
- Offrir son aide : complète la reformulation.
- Faire preuve d'assertivité : c'est être capable d'exprimer son ressenti son positionnement (s'affirmer), sans se justifier mais en respectant le patient, c'est-à-dire en le considérant.

4 Les mesures de protection pour le soignant

Elles visent à préserver l'intégrité physique autant que psychologique du personnel.

• Déterminer la « juste distance » : elle confère au soignant son rôle d'aidant et s'accompagne d'une distanciation physique (dans un premier temps) afin que soit évalué un danger potentiel.

• Eviter le face à face : qui potentialise le risque de passage à l'acte violent et renvoi à l'idée de duel. Privilégiez une conduite d'aide en vous plaçant à côté de la personne.

• Se mettre au même niveau : vous marquez ainsi votre désir d'écoute en ajustant votre position vis-à-vis du patient.
- La relation se situe en miroir de l'autre, sur un mode symétrique.
- Le rapport soignant-soigné exclue alors celui de « dominant » (celui qui est debout, qui sait) et de « Dominé » (celui qui est assis ou allongé, qui subit).

• Contrôler son ressenti : Une bonne connaissance de soi permet d'éviter de répondre en écho à l'agressivité (les contre-attitudes) reçue et de juguler l'expression de sa propre agressivité.

• Rappeler le cadre de fonctionnement : Le soin est libre et consenti. Le principe de respect de la personne vaut aussi pour le personnel. Toute injure est inacceptable. Ce principe acquis, la bonne continuité des soins peut être assurée.

MÉMO 57 Communiquer par le jeu

1 Le jeu

- Est un support favorisant une action thérapeutique.
- Il est déterminé à partir des objectifs du projet de soins.

2 Pourquoi jouer ?

- Le jeu conduit à établir des relations de groupe. Il est donc un mode de communication à part entière.
- Il permet de favoriser l'apprentissage et le développement des compétences de l'individu.

3 Public concerné

- Les adolescents et les adultes peuvent en bénéficier mais la thérapie par le jeu est particulièrement appropriée aux enfants de 3 à 12 ans.

4 Objectifs de la thérapie par le jeu

- Stimuler les fonctions cognitives.
- Favoriser l'expression des émotions (qu'il régule), et de la créativité (qu'il stimule).
- Structurer les comportements de groupe et développer la socialisation.
- Support de la relation, son utilisation cherche à résoudre les conflits psychiques.
- Il développe la connaissance de soi dans un cadre sécurisant, valorisant et adaptable.

MÉMO

58 L'accueil du malade et de son entourage

1 Les conditions de l'accueil

Deux types de situation d'accueil existent en milieu de soins :
- L'accueil programmé (cas de la chirurgie ambulatoire).
- L'accueil d'urgence (en service d'urgences, en réanimation).

2 Le professionnel responsable de l'accueil

- Se présente (prénom et fonction).
- Se montre souriant et/ou rassurant chaleureux : l'environnement hospitalier à un fort pouvoir anxiogène pour le patient. Votre attitude de départ peut dédramatiser l'hospitalisation en abaissant en outre son niveau de stress.
- Fait preuve d'écoute : cet aspect renvoie à l'écoute active. Par ses capacités d'empathie, l'aide-soignant cherchera à comprendre les craintes en se mettant à la place du patient sans s'attribuer son ressenti.
- Est vrai dans sa relation : c'est être soi dans une relation authentique.
- Parle simplement : se montrer clair et capable de reformulation permet à l'information d'être mieux assimilée.
- Fait preuve de respect : ses valeurs éthiques, et les principes de dignité de la personne soignée doivent constamment porter le soignant dans sa démarche (*cf.* Charte de la personne hospitalisée).

3 La présentation de l'environnement

- Le livret d'accueil :
  - Remis à l'arrivée du patient, il concerne le fonctionnement du service, les heures de visites, les activités proposées, l'accès à Internet, etc.
  - Les informations qu'il contient sont reprises et explicités par le professionnel en charge de l'accueil.
- La visite des lieux : Elle permet à la famille de mieux appréhender les conditions de l'hospitalisation (chambre, présence d'une douche…).
- La place de la famille : La présence de l'entourage peut conditionner la réussite de l'hospitalisation. L'accès à un lit dit « accompagnant » ou un lieu d'hébergement au sein de l'hôpital est une information alors précieuse.

L'accueil du malade et de son entourage

4 Les particularités à retenir

- L'état du patient

L'information que vous donnerez sera fonction de ce que le patient peut comprendre et « entendre », de son âge, de sa culture.

- Les contraintes de service

Accueillir suppose d'être capable de prendre le temps d'accompagner le malade tout au long de son hospitalisation et cela malgré votre activité.

- La famille

Sa place est centrale dans la dynamique du malade. C'est elle qui soutient généralement le malade au long cours. C'est pourquoi votre disponibilité et les réponses que vous apporterez sont une manière de reconnaître son rôle.

5 Objectif : La qualité des soins

- L'accueil est un moment clef du recueil d'information et donc de l'évaluation des besoins du patient.
- Sa qualité en fait un acte fort, préambule nécessaire à la recherche d'adhésion aux soins et l'alliance thérapeutique.

59 La démarche éducative : favoriser ou maintenir l'autonomie du patient

1 L'éducation

• L'OMS (1988) définie l'éducation thérapeutique du patient comme « *un processus continu, intégré dans les soins et centré sur le patient* ». Elle comprend des activités de sensibilisation, d'information, d'apprentissage.
• Elle concerne principalement :
– les connaissances théoriques (le « pourquoi faire ? ») ;
– la maîtrise technique/Le comportement (le « comment faire ? »).

2 Les pré-requis indispensables

• La collaboration :
le patient est-il d'accord pour être éduqué ? Elle est indispensable lors de toute démarche éducative.
• Les connaissances :
quelles connaissances du soin ou de la technique, a-t-il ?
• La cognition :
que comprend-il des étapes observées ?
• L'évaluation :
est-il capable de réaliser le soin, la technique, en partie ? dans son ensemble ? Le résultat correspond-il à celui attendu ?

3 Les techniques associées

• **Les techniques de recueil de données, d'entretien** (notamment l'entretien motivationnel) et d'observation peuvent aider à répondre à ces questions.
• **Les techniques de communication et de reformulation** permettent aussi de soutenir le malade tout au long du processus éducatif. Dans cet esprit, la relation d'aide est un support complémentaire naturel.

4 L'apprentissage des soins et de l'autonomie

• L'apprentissage des gestes de la vie quotidienne constitue pour l'aide-soignante, le socle de ses interventions et conseils en matière d'éducation.

La démarche éducative : favoriser ou maintenir l'autonomie du patient

- L'objectif est de favoriser l'autonomisation de la personne en le rendant acteur de sa prise en charge.
- La conduite du professionnel consiste alors à :

– accompagner : c'est aider et expliquer sans faire à la place de la personne.
– valoriser : est un vecteur de motivation en agissant sur l'estime de soi.
– rassurer : contribue à lever les obstacles rencontrés.
– évaluer : le résultat (les acquis ou difficultés) doit être évalué en fonction des besoins du patient et des objectifs initiaux.

Un réajustement peut-être nécessaire.

5 La place de la famille et des proches

Des demandes de participation des proches sont fréquemment rencontrées et doivent être prises en compte dans l'intérêt du patient et avec son accord.

60 La maltraitance

1 Définitions

• La maltraitance :
est une violence qui concerne « Tout acte ou omission commis par une personne, s'il porte atteinte à la vie, à l'intégrité corporelle ou psychique ou à la liberté d'une autre personne ou compromet gravement le développement de sa personnalité et/ou nuit à sa sécurité financière. » Conseil de l'Europe (1987).

• La maltraitance à l'enfant :
l'enfant maltraité est « celui qui est victime de violences physiques, de cruauté mentale, d'abus sexuels, de négligences lourdes ayant des conséquences graves sur son développement physique ou psychologique » Observatoire national de l'action sociale décentralisée.

• La négligence :
elle concerne toute action (volontaire ou non) du soignant responsable, incapable de satisfaire aux besoins (sécurité, protection, hygiène, éducation) de la personne dépendante (l'enfant, la personne âgée...).

2 Les différentes maltraitances

• Physique :
à type de coups portés sur la personne, de mouvements brusques, d'abus sexuels...

• Psychologique :
elle porte atteinte à l'intégrité mentale, comme les insultes, les attitudes d'irrespect, l'abus d'autorité, non respect de sa religion...

• Financière/Matériel :
le vol, le détournement d'héritage, privation de moyen de paiement...

• Les actes de négligence :
de nature physique, parfois par manque de connaissance en situation de soins.

• L'atteinte aux droits de la personne :
non respect des droits fondamentaux et des chartes, privation de liberté, non respect de son droit à l'information...

La maltraitance

3 Les signes d'alerte

- Les dires des patients :
ils doivent faire l'objet d'un préjugé favorable tout en tenant compte de l'état psychologique du patient.
- Les signes cliniques :
toutes lésions traumatiques, quand ils apparaissent sans explication satisfaisante.
- Les troubles du comportement :
agressivité, trouble du sommeil, repli, peur... sans cause médicale associée.

4 Signaler un acte de maltraitance : rôle de l'aide soignant

- Recueillir les propos, les faits par écrit, de manière formelle et sans interpréter: « *Monsieur X m'a dit que...* ».
- Transmettre l'information :
à l'infirmier, puis au cadre de santé responsable. Celui-ci en référera à la direction de l'établissement.
- Protéger la personne :
c'est-à-dire la réassurer en privilégiant l'écoute. Un réaménagement du cadre de soin peut-être envisagé, comme interdire les visites en cas de maltraitance probale de l'entourage.
- La décision de signalement se fait en équipe pluridisciplinaire, sauf en cas d'urgence ou de danger immédiat, notamment pour l'enfant.

Tout témoin d'acte de maltraitance a le devoir de le signaler aux autorités compétentes (articles 434-1 et 434-3 du nouveau Code pénal).
Le secret professionnel peut être levé pour les mineurs ou toutes personnes vulnérables, incapable de se protéger (article 226-14 du nouveau Code pénal).
Vous pouvez signaler un acte de maltraitance au 3977 ou au 119 (Allô Enfance Maltraitée).

61 Information et droits du patient

1 La charte du patient hospitalisé

- **Accès aux soins pour tous, sans discrimination**, liberté de choix de l'établissement de santé et accès aux démunis, handicapés.
- **Les établissements de santé garantissent la qualité de l'accueil, des traitements et des soins** :
  - traitement de la douleur physique et psychique ;
  - une attention particulière est donnée à la fin de vie et aux volontés dictées par le malade ou la personne de confiance désignée (directives anticipées).
- **L'information donnée au patient doit être accessible** (simple) **et loyale** (réelle), participation du patient aux choix thérapeutiques ou assisté par une personne de confiance choisit.
- **Un acte médical ne peut être pratiqué qu'avec le consentement libre** (sans contrainte) **et éclairé du patient** (juste information sur les actes et leurs conséquences), possibilité de refuser ou d'interrompre son traitement.
- **Un consentement spécifique pour certains actes** : dépistage, PMA (Procréation médicalement assistée), IVG (Interruption volontaire de grossesse), stérilisation, dons d'organes...
- **Information sur une recherche biomédicale** (bénéfices/risques).
- **La personne hospitalisée peut quitter l'établissement à tout moment après avoir été informée des éventuels risques auxquels elle s'expose** (sauf exceptions prévues par la loi).
- **La personne hospitalisée est traitée dignement** (tranquillité, intimité, croyances).
- **Le respect de la vie privée est garanti** :
  - la confidentialité des informations détenues (administratives, financières, médicales, sociales) est garantit ;
  - le personnel est tenu au secret professionnel.
- **La personne hospitalisée** (ou ses représentants légaux) **bénéficie d'un accès direct aux informations de santé la concernant** (accès au dossier médical).
- **La personne hospitalisée peut exprimer des observations sur les soins et sur l'accueil qu'elle a reçu** :
  - Elle peut demander réparation des préjudices estimés.

Information et droits du patient

2 La loi du 4 mars 2002 relative à l'information du patient

➤ Les grands principes

• **Protection de la santé :**
Elle assure l'accès aux soins, la prévention, la continuité et la sécurité des soins, sans discrimination.

• **Respect du secret de la vie privée et du secret des informations :**
La loi réaffirme **la légalité du secret partagé entre professionnels de santé** afin d'assurer la continuité des soins ou de déterminer la meilleure prise en charge possible, sauf opposition de la part de l'intéressé.

• **Respect de la dignité humaine :**
Ce principe fait écho au **droit d'être soulagé de sa douleur** et à la fin de vie.

➤ Reconnaissance du droit du patient à être informé sur son état de santé, à consentir aux soins prodigués (consentement éclairé)

• Une bonne information des traitements et actes proposés précède généralement le consentement.

• Si la personne est hors d'état d'exprimer sa volonté, aucun acte ne peut être réalisé sans le consentement de la **personne de confiance**, de la famille ou, à défaut, d'un proche.

• Le **droit au refus de soin** est affirmé : le médecin se doit de respecter la volonté de la personne après l'avoir informée des conséquences de ses choix et avoir tout mis en œuvre pour la convaincre d'accepter les soins à dispenser.

➤ Droit d'accès à son dossier médical

➤ Droit d'obtenir réparation en cas de dommages liés aux soins

(accidents liés à une faute avérée).

➤ Obligation pour les établissements de prendre en compte les droits des usagers (commission des relations avec les usagers)

3 Le secret professionnel

A Définition

• Concerne tout professionnel de santé amenés à prendre en charge le patient (on parle alors de secret médical).

• Couvre l'ensemble des données médicales et sociales venu à la connaissance des professionnels de santé : dires du patient, observations, confidences des proches...

• Protège les intérêts privés et sociaux du patient, durant et en dehors des hospitalisations (sa violation est réprimée par le Code de la santé publique et le Code pénal).
• N'est pas opposable au patient : obligation d'une information claire, intelligible et loyale tant sur l'état de santé que sur les diagnostics, les thérapeutiques et les risques encourus.

B Dérogations

• Informations données aux proches, de nature à soutenir le patient, en cas de pronostic grave (sauf refus de sa part).
• Les causes de la mort peuvent être données aux ayants droit (sauf volonté contraire du défunt).
• Les maladies à déclaration obligatoire, soins sous contrainte, sévices...

C Violation du secret professionnel

• Elle est constituée dès lors que la divulgation d'informations est reconnue effective et intentionnelle, en-dehors des circonstances permises, prévues par la loi.
• Le professionnel encourt des sanctions administratives (avertissement, blâme, interdiction d'exercice, radiation à vie...) et civiles.
• Le patient peut demander réparation du préjudice.

D Secret professionnel « partagé », relations interprofessionnelles

• Le partage sélectif d'information entre les professionnels est indispensable dans le but d'assurer une prise en charge optimale des patients.
• Il s'agit des informations nécessaires, pertinentes et non excessives servant l'intérêt du patient.

Ce qu'il faut retenir

- Il n'y a pas de règle univoque.
- Les souhaits du patient doivent être respectés. Le patient est maître de son secret.
- Toute information nécessaire à la continuité et à la qualité des soins peut être partagée.
- Le secret professionnel concerne aussi la famille : la sélection des informations qui lui sont données dépendra exclusivement de la volonté du patient.

62 Les soins palliatifs

Les soins palliatifs sont des soins actifs délivrés dans une approche globale de la personne atteinte d'une maladie grave, évolutive (ne répondant pas aux traitements curatifs) ou terminale.

1 Objectifs

- Soulager les douleurs physiques et les autres symptômes.
- Prendre en compte la souffrance physique, psychologique, sociale et spirituelle.
- Accompagner le patient et son entourage.

2 Loi Léonetti relative aux droits des malades et à la fin de vie

- La réflexion des professionnels s'appuie dorénavant sur :
  - le respect de la dignité humaine ;
  - le renforcement des droits de la personne malade (droit au refus de soin) à information ;
  - le respect de la volonté de la personne : idée d'autonomie du malade ;
  - le principe de non abandon ;
  - la prise de décision médicale collégiale.
- Elle induit le refus de l'obstination déraisonnable (anciennement l'acharnement thérapeutique) mais aussi le refus de l'euthanasie.

3 Les soins d'hygiène et de confort des personnes en fin de vie

- Ils interviennent plus particulièrement à partir de la phase palliative symptomatique (maladie échappant au traitement) et jusqu'à la fin de vie.

On y trouve :
  - les soins d'hygiène, s'adaptant à la demande du patient ;
  - la mobilisation passive des articulations (prévention des douleurs et raideurs articulaires) ;
  - les soins de bouche qui préviennent le dessèchement de la muqueuse et la sensation de soif.
- Tout comme les traitements, ces soins reposent principalement sur la nécessité d'apaiser les douleurs, de favoriser le confort et le mieux-être (diminution de l'anxiété).

- L'autonomie des patients est maintenue le plus longtemps possible (tenir compte de ses besoins et de ses demandes).
- L'écoute et l'observation des signes d'inconforts verbaux et non verbaux (encombrement bronchique...) accompagnent les attitudes de soutien auprès du patient et de sa famille (détresse psychologique, processus de deuil).

63 La psychologie de la personne en fin de vie

1 Processus de deuil

Il commence dès l'annonce d'une aggravation mettant en jeu le pronostic vital mais aussi suite à l'annonce des soins palliatifs.

2 Phases de deuil

- Plusieurs étapes : choc, déni, colère, marchandage, dépression, résignation, acceptation, reconstruction.
- Ces phases touchent le malade mais aussi ses proches.
- Il n'est pas obligatoire de passer par toutes ces phases, ni de les vivre dans le même ordre. Certaines peuvent même être répétées.

3 Gestion des mécanismes de défense des patients

- La maladie et la mort représentent une réalité relativement inacceptable contre laquelle les mécanismes de défenses du patient agissent.
- Ces mécanismes sont instables, inconstants, imprévisibles, déconcertants mais ils doivent être respectés : ils sont la dernière liberté du patient (investissement d'une zone d'espérance).

En pratique

- Le respect du principe de dignité de la personne en fin de vie rend toute attitude d'infantilisation inappropriée ;
- Le travail du soignant consiste à maintenir l'autonomie du malade dans le souci de le rendre acteur du reste de sa vie. La mise en sens de cette étape se traduit par l'accompagnement du malade à sa mort ;
- Les questions formulées, les anecdotes racontées s'ils interpellent, n'attendent pas toujours de réponses. Le soignant devient dépositaire de la parole du patient, témoin d'un moment d'histoire ;
- Pour les soignants, il est nécessaire de prendre conscience de ses propres mécanismes de défense (agressivité, banalisation...).

64 Le concept de mort : approche culturelle et religieuse

• ***Notre société moderne tend à valoriser la jeunesse en cherchant à prolonger la vie.***

• ***Alors qu'elle était une composante naturelle de la vie familiale (maladies et mortalité infantiles, épidémies), l'amélioration des techniques de soins, la découverte des antibiotiques et le poids moindre de la religion ont dénaturé notre rapport à la mort.***

• ***La mort est devenue un tabou : elle est peu discutée en famille.***

• ***Processus devenu méconnu, elle engendre également une angoisse, voire une peur.***

• ***En France, la majorité des décès se produisent en milieu médicalisé.***

1 Conception biologique ou scientifique

• Si la mort est généralement associée à l'idée commune d'arrêt cardio-circulatoire, la mort encéphalique est en substance la disparition irréversible de l'activité électrique cérébrale accompagnée de l'absence des réflexes du tronc cérébral.

• Les fonctions physiologiques peuvent donc être maintenues.

2 Conceptions religieuses

• Chaque individu par son vécu, son éducation, ses croyances, possède une spiritualité qui lui est propre.

• Les religions dissocient généralement le corps de l'âme. La mort correspond dès lors à la fin de la vie physique mais pas nécessairement à la fin de l'existence.

• La religion peut être une alliée de circonstance pendant la fin de vie parce qu'elle aide à accepter sa fin prochaine.

En pratique

- La charte de la personne hospitalisée rappelle le principe de respect des croyances au sein des établissements de santé ;
- Le soignant doit donc favoriser les rites accompagnant chaque religion ;
- Cette pratique doit être compatible avec l'activité du service et en aucun cas y faire obstacle.

65 La prise en charge des personnes décédées

1 Entourage présent au moment du décès de la personne

- Le décès constaté par la famille implique le soignant dans son travail d'accompagnement. L'aide-soignant par sa disponibilité tient un rôle fondamental dans les moments qui suivent le décès.
- Prêter une oreille attentive à ce qui est dit en « maux » participe à créer la relation de confiance indispensable au bon déroulement de la prise en charge du défunt.
- Le constat de décès est fait par le médecin.
- Le travail du soignant est de s'assurer du respect de volonté de la famille : certaines religions s'accompagnent de rites particuliers propres à la toilette mortuaire. Il est important de les respecter au mieux.

2 La toilette mortuaire

- Durant ce moment, il est souvent demandé à la famille de quitter la chambre.
- C'est une toilette standard, préférable en binôme compte tenu de la charge émotionnel qu'elle peut représenter pour les soignants. Elle se fait après retrait des dispositifs médicaux (laisser les appareils dentaires).
- La présentation du défunt est soignée (coiffage), le corps habillé d'une blouse jetable, mis à plat si possible, tête reposée sur l'oreiller, les yeux clos par une compresse de coton non tissé appliquée sur les paupières, un dispositif maintient la bouche fermée.
- Procédez aussi à la pose du bracelet d'identification et à l'inventaire.
- Le législateur impose de conserver le défunt au minimum 2 h dans le service après son décès pour assurer le recueillement.

3 L'entourage est absent au moment du décès de la personne

- Généralement il n'y a pas d'annonce de décès par téléphone (sauf demande contraire de la famille). L'annonce du décès est faite préférentiellement par le médecin (ce n'est pas une obligation législative).
- L'avis d'aggravation du patient précède l'annonce faite à la famille dans le service. Cette démarche oblige à tenir compte du souhait des proches (sans préjugés) et de leur éloignement géographique.
- En son absence, l'entourage doit être informé du transfert du défunt à l'amphithéâtre.

66 Les soins palliatifs – Notions législatives et réglementaires

Loi du 22 avril 2005, dite « Léonetti ».

1 La personne de confiance (article 8)

- Choisie par le patient, elle peut être un parent, un proche ou le médecin traitant.
- Sa désignation (tracée avec ses coordonnées dans le dossier de soin) est facultative, valable durant le temps de l'hospitalisation ou plus si signalé, révocable à tout moment.
- Elle représente le patient de son vivant seulement.
- Consultée si le patient (majeur) est hors d'état d'exprimer sa volonté et de recevoir l'information nécessaire : elle accompagne les démarches et peut assister aux entretiens médicaux.
- Elle aide à la prise de décisions notamment en période de la fin de vie.

2 Les directives anticipées (article 7)

- Document écrit intégré au dossier de soins ou aux mains du patient et/ou du médecin traitant.
- Elles reflètent les volontés du patient majeur sur les soins médicaux et paramédicaux qu'il souhaite ou non, dans le cas où il ne serait plus en mesure de les exprimer.
- Elles sont consultatives, révocables à tout moment, valables trois ans, renouvelables.

3 Le refus de l'obstination déraisonnable (article 1)

- Cela consiste à diminuer voire à interrompre des traitements lorsqu'ils paraissent inutiles ou disproportionnés (pas d'effets, trop de risques, maintien artificiel de la vie) :
  - patient conscient : les explications sont données au patient (article 2) et la décision (libre choix-article 6) est prise avec lui ;
  - patient inconscient : les décisions dépendent de réunions collégiales auxquelles la personne de confiance peut participer. Les directives anticipées, si elles existent, sont prises en compte.

MÉMO 66 SUITE

Les soins palliatifs – Notions législatives et réglementaires

4 Le double effet (article 2)

- Il existe, quand l'application d'un traitement visant à soulager la souffrance en fin de vie a pour conséquence des effets secondaires qui abrègeront la vie du patient.
- Le malade, la personne de confiance, la famille ou à défaut un des proches doit en être informé avant la mise en place du traitement.

Attention !

Toute mise en place d'un traitement pour obtenir l'effet indésirable et potentiellement mortel est considérée comme une accélération volontaire de la fin de vie, soit une **euthanasie**.

Actuellement, la législation évolue avec des lois en cours de validation au Sénat sur, ente autres, la **sédation en fin de vie**.

Hygiène des locaux hospitaliers

67 Les mécanismes de l'infection

1 Les micro-organismes

Il existe quatre catégories de micro-organismes.

- Virus
- Bactéries
- Champignons
- Et parasites.

2 Défense immunitaire et caractéristiques de l'infection

Au cours de l'infection le système immunitaire va tenter d'éliminer le pathogène en mettant en place des réponses non spécifiques ou innées ou, s'il a déjà rencontré l'agent infectieux, des réponses spécifiques ou adaptatives. S'il n'a jamais rencontré l'agent infectieux, l'organisme va garder le souvenir de cette rencontre en activant la mémoire immunitaire qui permettra la mise en place d'une réponse adaptative lors de la prochaine rencontre. (Voir Mémo 17)

➤ Les trois types d'infections

- **Infection locale** : au niveau du point de pénétration.
- **Infection localisée et régionale** : extension de l'infection au système lymphatique et aux ganglions.
- **Infection générale** : infection des voies lymphatiques et sanguines.

➤ Évolution de l'infection

- **Incubation** : de la contamination aux premiers symptômes.
- **Invasion** : multiplication du germe, premières manifestations cliniques.
- **Phase d'état** : sérologie positive.
- **Phase de terminaison** : guérison.

MÉMO

68 Techniques de nettoyage, de bionettoyage

1 Principes

Nettoyage

Opération visant à l'élimination des salissures « visibles ».

Objectifs : assurer un aspect agréable (confort) et un niveau de propreté (hygiène).

Bionettoyage

Procédé applicable dans une **zone à risque**, destiné à réduire momentanément la contamination biologique des surfaces, éviter la diffusion de micro-organismes dans l'environnement.

Objectifs : protéger les usagers

Le bionettoyage reprend les opérations de nettoyage associées à une désinfection.

Zones à risques

La zone 1 correspond aux locaux où le risque microbiologique est plus faible, la zone 4, aux locaux où le risque est plus élevé.

Zone 1	Zone 2	Zone 3	Zone 4
Risques minimes	Risques moyens	Risques sévères	Très hauts risques
Halls, Services administratifs, Maisons de retraite, Crèches	Sanitaires, Escaliers, Maternité, Salle d'attente	Urgences, Chirurgie, Réanimation	Bloc opératoire, Service de brûlés

Régles

- Pratiquer un lavage simple des mains chaque fois que nécessaire.
- Porter une tenue vestimentaire adaptée.
- Vérifier l'état du matériel.
- Respecter les protocoles et l'ordre logique :
  - nettoyer avant de désinfecter ;
  - travailler du propre vers le sale, du haut vers le bas, de l'espace proche du patient vers celui plus éloigné, du moins contaminé au plus contaminé.

Techniques de nettoyage, de bionettoyage

2 Techniques de nettoyage et de bionettoyage

Dépoussiérage	Essuyage humide	Balayage humide	Aspiration
Objectif	Éliminer les salissures non adhérentes		
Surface	Surfaces, mobilier...	Sol lisse	Sol dur, souple, textile
Matériel	Chiffonnette, spray	Balai trapèze Gazes pré-imprégnées	Aspirateur à poussières
Produit	Solution détergente	Agglutinant	–
Technique	• Essuyer en un seul passage avec une lavette pliée en quatre. • Laisser sécher. • Procéder du propre vers le sale et du haut vers le bas. • Changer de chiffonnette entre chaque zone.	• Éliminer les déchets. • Pratiquer un détourage le long des plinthes. • Balayer avec la technique « au poussé » (surfaces libres) ou « à la godille » pour les surfaces encombrées	• Débuter à l'opposé de l'entrée de la pièce. • Aspirer par bandes régulières décrire des mouvements de va-et-vient. • Faire chevaucher les passages.

Lavage et bionettoyage des sols	Balai faubert ou lavage à plat	Balai réservoir
Préalable	Toute opération de lavage est précédée d'un balayage humide.	
Matériel	Franges Chariot de lavage ou de désinfection, équipé, presse pour faubert ou lavage à plat.	Balai Réservoir plastique contenant la solution. Tissu de lavage coton ou polyester-coton.
Produit	Lavage des sols : détergent neutre ou basique. Bionettoyage des sols : détergent puis désinfectant ou détergent désinfectant.	
Technique	1. Tremper la frange dans le seau 1 contenant la solution. 2. Essorer la frange au-dessus du seau 2. 3. Laver le sol. 4. Rincer la frange dans le seau 2. 6. Essorer avant de retremper dans la solution. Recommencer.	Prévoir un tissu par pièce. 1. Verser la solution dans le réservoir. 2. Faire écouler à l'aide du bouton. 3. Couvrir la surface du sol au poussé ou à la godille.

Techniques de nettoyage, de bionettoyage

La méthode dite « au poussée »

Pousser le balai sur des bandes parallèles se chevauchant.

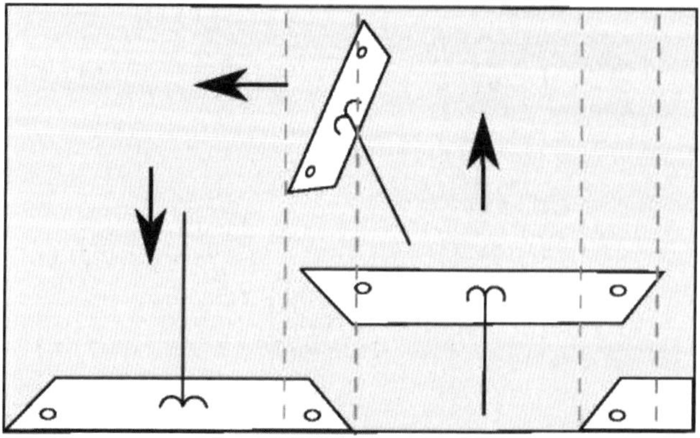

La méthode dite « à la godille »

Faire pivoter le balai en décrivant des S sur le sol.

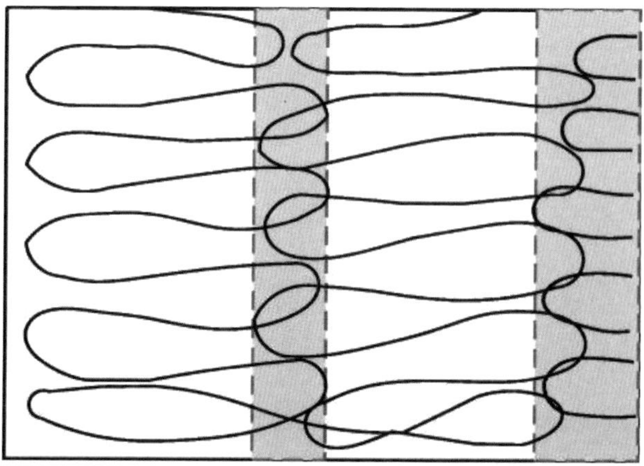

Techniques de nettoyage, de bionettoyage

3 Techniques de désinfection et de stérilisation

Ces opérations permettent de lutter contre le risque infectieux.

A Définitions

- Pré-désinfection ou décontamination : opération dont le but est d'abaisser au maximum la charge microbienne. Les instruments chirurgicaux contaminés sont immergés dans une solution détergente et désinfectante immédiatement après utilisation.
- Désinfection : opération au résultat momentané permettant d'éliminer ou tuer les micro-organismes et/ou d'inactiver les virus présents sur une surface.
- Stérilisation : opération permettant d'éliminer ou de tuer tous les micro-organismes portés par les objets et équipements nettoyés.
- Dispositifs médicaux (DM) : instruments, équipements, matières, produits ou articles, destinés par le fabricant à être utilisés chez l'homme à des fins médicales.

B Étapes de la stérilisation des DM

Les **DM à usage unique** seront détruits.
Les **DM réutilisables** seront stérilisés :

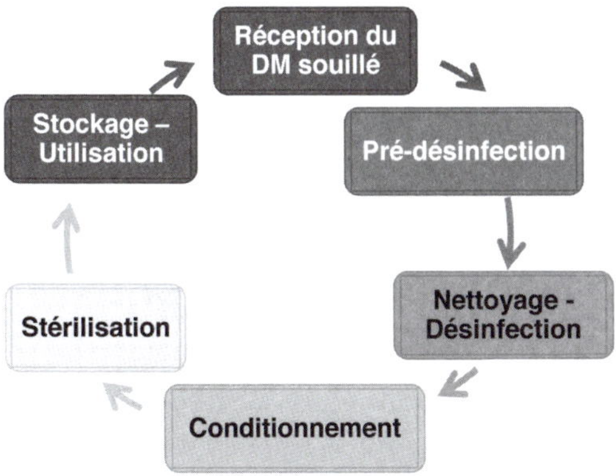

On ne désinfecte qu'une surface ou un support parfaitement nettoyé.

MÉMO 68 SUITE

Techniques de nettoyage, de bionettoyage

C Méthodes de stérilisation des DM

Ces méthodes DM dépendent de la nature des DM (textile, acier inoxydable, plastique, endoscopes...).

Technique		Type de DM
Stérilisation à haute température	Stérilisation par chaleur humide : autoclave	Textiles recyclables, instruments chirurgicaux en acier inox, verrerie, caoutchoucs-polymères-élastomères thermostables
Stérilisation à basse température	Radiations ionisantes	Matériel à usage unique uniquement
	Par gaz oxyde d'éthylène ou peroxyde d'hydrogène	Matériel électronique, caméras, microscopes, appareils photos...

Toutes ces opérations subissent des contrôles répétés consignés selon une traçabilité rigoureuse.

69 La prévention des risques liés à l'infection en milieu hospitalier

1 Les risques d'accident d'exposition au sang

A Définition

Le sigle AES désigne les accidents d'exposition au sang, c'est-à-dire les contacts avec du sang contaminé ou avec un autre liquide biologique contaminé par du sang.

Parmi les contaminations possibles, il y a : le virus du SIDA (VIH), le virus de l'hépatite B (VHB) ou le virus de l'hépatite C (VHC).

B La prévention des AES

➤ Les mesures de prévention

Les professionnels de santé doivent respecter certaines procédures de prévention officielles validées par :
- le CLIN (Comité de lutte contre les infections nosocomiales) ;
- le CHSCT (Comité d'hygiène, de sécurité et des conditions de travail) ;
- la médecine du travail.

Depuis 1991, les personnels de santé doivent se faire vacciner contre l'hépatite B.

D'autres mesures s'imposent aux professionnels, comme par exemple :
- porter des gants à usage unique lors d'une activité à risque ;
- porter des lunettes de protection ;
- utiliser avec précaution les aiguilles des seringues.

➤ La procédure à respecter en cas d'exposition au sang

Lorsqu'un accident a eu lieu, une procédure précise doit être respectée par les professionnels :

1. Pratiquer les premiers soins :
- nettoyer ;
- rincer ;
- et désinfecter ;

2. Consulter rapidement un médecin ;
3. Faire une déclaration d'accident ;
4. Respecter le suivi médical qui sera nécessaire.

MÉMO 69 SUITE

La prévention des risques liés à l'infection en milieu hospitalier

2 Les maladies nosocomiales

A Définition

Les infections nosocomiales font partie des **infections associées aux soins (IAS)**. Une infection est considérée comme IAS si elle survient au cours ou au détours d'une prise en charge (diagnostique, thérapeutique, palliative, préventive ou éducative) d'un patient, et si elle n'était ni présente, ni en incubation au début de la prise en charge.

B Les modes de transmission

– La transmission endogène :
le patient s'infecte avec ses propres germes, ses micro-organismes, à la faveur d'un acte invasif et/ou en raison d'une fragilité particulière.
– La transmission exogène :
la transmission se fait par l'environnement du patient, c'est-à-dire par les autres malades, les personnels, les visiteurs ou par les germes de l'environnement hospitalier.

C Le Comité de lutte contre les infections nosocomiales

Le CLIN est chargé :
- de surveiller le taux d'infections nosocomiales ;
- d'informer et former le personnel ;
- d'évaluer les pratiques professionnelles ;
- d'élaborer des protocoles d'hygiène et de soins.

70 La prévention des risques liés à la sécurité en milieu hospitalier

1 Le système de la normalisation

Une « norme » correspond à une référence.
Un produit qui respecte une norme, est un produit qui répond à un certain nombre d'exigences qui ont été fixées par une autorité compétente.
Il existe la Norme française (**NF**) ainsi que la Norme européenne (**NE**).
C'est l'association française de normalisation (**l'AFNOR**) qui établit et publie la liste des normes.
Il existe de nombreuses normes pour les produits et les matériels utilisés dans le domaine hospitalier, comme par exemple les normes pour les matériels ou pour les produits.

2 Les commissions de vigilance

Chaque établissement de santé doit mener une politique de surveillance et de gestion des risques. Afin de s'assurer de la sécurité et la qualité des soins prodigués aux patients, les établissements doivent mettre en place des commissions de vigilance sanitaire. Leurs domaines de compétences sont très étendus :

– la pharmacovigilance :
liée aux médicaments ;
– l'hémovigilance :
liée aux produits sanguins et à la chaîne transfusionnelle ;
– la matériovigilance :
liée aux dispositifs médicaux ;
– la toxicovigilance :
liée aux effets toxiques d'un produit ou d'une substance ;
– l'infectiovigilance :
liée au risque infectieux ;
– l'alimentovigilance :
liée aux aliments ;
– la radiovigilance :
liée à l'utilisation des rayonnements ionisants à des fins médicales.

La prévention des risques liés à la sécurité en milieu hospitalier

3 Les accidents de travail

A Définitions

- L'accident de travail est un évènement survenu par le fait ou à l'occasion du travail, à toute personne salariée.
- L'accident de trajet a lieu durant le trajet aller-retour entre le domicile du travailleur et son lieu de travail. Pour qu'il s'agisse d'un accident de trajet, il faut que le trajet emprunté soit le plus court et qu'il ne comporte pas de détour inhabituel.
- La maladie professionnelle est une pathologie qui résulte d'une exposition plus ou moins prolongée à un risque lié à l'exercice de la profession.

B Les formalités en cas d'accident de travail

Tout accident doit obligatoirement être déclaré et une procédure précise s'impose :

- la victime doit remplir un formulaire ;
- le médecin doit établir un certificat médical qui détaille les conséquences de l'accident ;
- la victime dispose de 48 heures pour informer son employeur ;
- un exemplaire du certificat est adressé à la CPAM (Caisse primaire d'assurance maladie) ;
- l'employeur doit remettre au salarié une feuille d'accident de travail pour qu'il puisse bénéficier d'une prise en charge à 100 % de ses dépenses de soins.

4 Le rôle du CHSCT

Le Comité d'hygiène, de sécurité et des conditions de travail (CHSCT) est une instance obligatoire dans les établissements qui emploient au moins 50 salariés. Son rôle est d'étudier les moyens d'améliorer les conditions de travail.
Pour cela :

- il examine toutes les questions que lui posent les délégués du personnel ou le directeur de l'établissement ;
- il veille au respect des règles relatives à l'hygiène, à la sécurité et aux conditions de travail ;
- il analyse les risques professionnels ainsi que les mesures de prévention ;
- il exerce son droit d'alerte en cas de danger grave et imminent.

71 Les circuits des déchets d'activité à l'hôpital

1 Les trois catégories de déchets d'activité de soins : DAS

- **déchets assimilables aux déchets ménagers** (DAOM) ;
- **déchets d'activités de soins à risques infectieux** (DASRI) : contiennent des micro-organismes ou leurs toxines qui risquent de causer une maladie chez l'Homme ou chez d'autres organismes vivants. On les classe en fonction de leur aspect physique.

Déchets solides	• Déchets mous : sondes, tubulures, poches, non-tissé de bloc… • Déchets piquants, coupants, perforants : aiguilles, cathéters, bistouris…
Déchets semi-liquides	• Poches de liquides, tubes de prélèvement… • Produits sanguins et liquides biologiques • Prélèvements biologiques
Déchets liquides	• Effluents, produits liquides en contact avec un liquide biologique ou un déchet…
Déchets cytotoxiques	• Déchets des traitements anticancéreux… • Déchets de soins souillés par ces produits (compresses, aiguilles…)

- **déchets spécifiques** (DS) : industriels et radioactifs.

2 Gestion des déchets hospitaliers (tri, suivi, traçabilité).

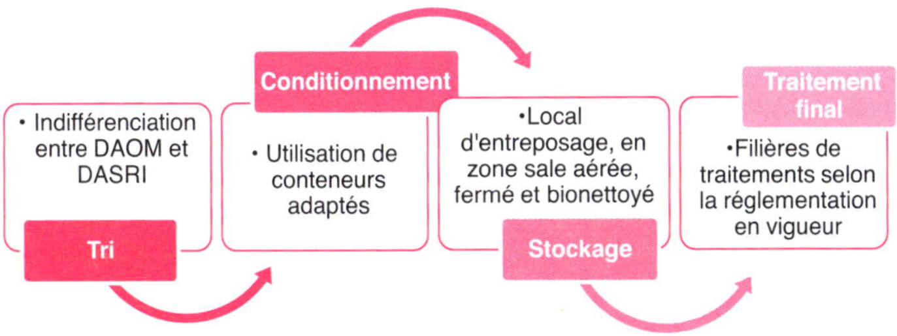

Chaque catégorie est conditionnée de manière distincte dans des conditionnements adaptés :

– DAOM : sacs noirs.

– DASRI : conteneurs jaunes rigides (objets coupants), sacs jaunes ou cartons hermétiques (déchets solides non perforants), conteneurs jaunes étanches (déchets liquides).

MÉMO

72 Règles d'identification, d'utilisation et de stockage des produits

1 Rappel

Le choix des produits dépend de l'objectif :

Nettoyage des surfaces	Objectif : propreté visuelle	Action sur les salissures	**Produit : détergent**
Désinfection des surfaces	Objectif : propreté microbiologique	Action sur les microorganismes	**Produit : désinfectant**
Bionettoyage des surfaces	Objectif : propreté visuelle et microbiologique	Action sur les salissures et microorganismes	**Produit : détergent désinfectant**

2 Étiquetage

- Il doit mentionner les informations suivantes :

– nom commercial du produit ;
– nom du fabricant ;
– catégorie (détergent, détergent-désinfectant...) ;
– mode d'emploi, conditions d'utilisation, dilution et dosage ;
– conditionnement (capacité en litres...) ;
– normes (CEN ou AFNOR) ;
– pictogrammes et phrases de risque :
signalent la nature du danger, les voies de pénétration dans l'organisme, le mode d'action de la substance dangereuse... ;
– phrases de sécurité :
conseils de prudence sur la conduite à tenir en cas d'accident, sur les mesures de prévention à mettre en œuvre pour éviter les risques ;
– mentions particulières :
exemple : « contact alimentaire ».

Règles d'identification, d'utilisation et de stockage des produits

3 Choix des produits selon les salissures

PH	Produits	Salissures visées
Acide	Détartrant, détergents acides	Minérales : tartre, oxydes métalliques...
Neutre	Détergent neutre	Solubles : sucres, souillures fraîches...
Basique	Détergent alcalin, dégraissant, décapant	Lipidiques : émulsion, graisse, huile...

4 Dosage

Le respect des **dilutions** et **dosages** garantit : efficacité, qualité des résultats et réduction des risques (utilisateurs et surfaces). Ceci sera annulé en cas de surdosage ou sous-dosage.

5 Paramètres intervenant dans les opérations de nettoyage

Ces variables sont représentées par le « **cercle de Sinner** ». Si un facteur diminue, on doit obligatoirement compenser cette perte en augmentant un ou plusieurs des autres facteurs.

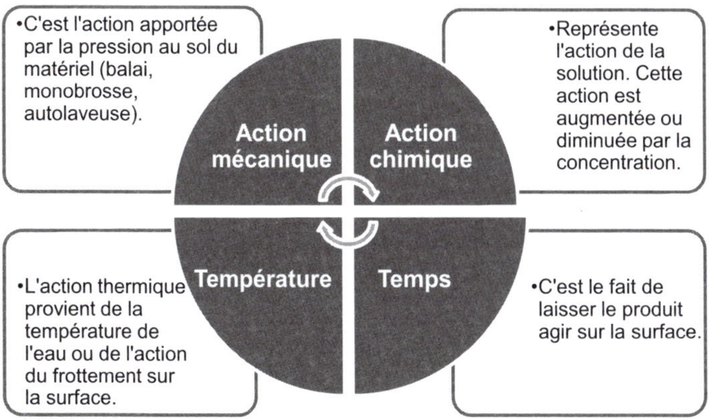

▶ Cercle de Sinner

Règles d'identification, d'utilisation et de stockage des produits

6 Sécurité des produits

- **Brûle facilement ou très facilement !**
  Tenir éloigné de toute étincelle ou source de chaleur et des produits comburants.

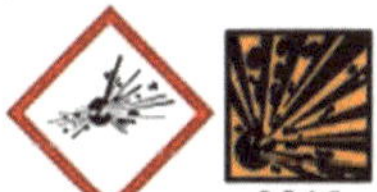

- **Peut exploser !**
  Tenir éloigné de toute étincelle ou source de chaleur. Attention aux chocs.

- **Fait brûler les autres substances !**
  Tenir éloigné de toute étincelle ou source de chaleur et des produits combustibles.

- **Ronge les objets ou la peau !**
  Manipuler avec précautions, toujours porter des lunettes de sécurité.

- **Poison mortel !**
  Ne pas toucher sauf nécessité. Manipuler avec précautions, toujours porter des gants.

- **Dangereux en cas de contact !**
  Manipuler avec précautions, bien se laver les mains par la suite.

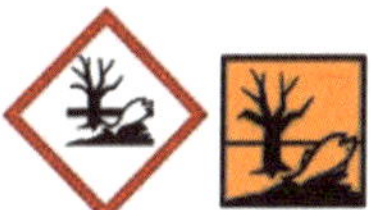

- **Tue les animaux et les plantes !**
  Ne pas jeter dans les éviers, récupérer dans un récipient spécial après utilisation.

- **Récipient contenant un gaz sous pression !**
  Manipuler avec précautions.

- **Dangereux pour la santé !**
  Manipuler avec précautions, bien se laver les mains par la suite.

- Certains produits utilisés sont **irritants**, **corrosifs** ou **toxiques**.
- À l'état liquide : ils agissent sur la peau provoquant irritations ou brûlures.
- À l'état de vapeurs : pulvérisations ou aérosols, ils pénètrent les voies respiratoires et passent dans la voie sanguine.
- Les projections dans les yeux sont particulièrement dangereuses.
- Moyens de prévention simples : aération des locaux, port des équipements de protection (tenue...), respect des procédures, des précautions d'emploi et des dilutions.

Règles d'identification, d'utilisation et de stockage des produits

7 Règles d'utilisation et précautions d'emploi

- Porter des gants et une tenue professionnelle.
- Ne jamais mélanger les produits.
- Respecter les indications d'utilisation et les protocoles : dosage, température de l'eau, temps d'action, temps de contact.
- Éviter les risques de projections en versant le produit dans l'eau (jamais l'inverse).
- Renouveler les solutions toutes les 24 heures.
- Ne pas vaporiser directement sur les surfaces pour éviter la dispersion en brumes (l'aérosolisation). Vaporiser sur les chiffonnettes.
- Étiqueter, identifier les pulvérisateurs contenant les produits.
- Se référer à la fiche de données de sécurité (F.D.S.).

8 Règles de stockage des produits

- Le local de stockage doit être muni d'une serrure, sec et frais, équipé d'étagères ou de meubles de rangement, ventilé, nettoyé régulièrement et muni d'un point d'eau.
- Les produits doivent comporter l'étiquette d'origine identifiés et listés, rangés, bien refermés.

MÉMO

73 Technique d'utilisation des produits et des matériels

1 Détergent

Composé contenant des **tensioactifs** destiné à favoriser l'élimination des salissures non solubles dans l'eau pure (les détergents n'éliminent pas les micro-organismes).

➤ Classification des détergents

PH	Classification	Type de produit
de 0 à 6	Acide	Détartrant, désincrustant
7	Neutre	Détergent neutre
de 8 à 14	Alcalin ou Basique	Détergent basique, décapant, dégraissant

➤ Action des détergents

Elle est due aux tensioactifs qui le composent.

Fixation sur la salissure :
pouvoir mouillant et d'étalement

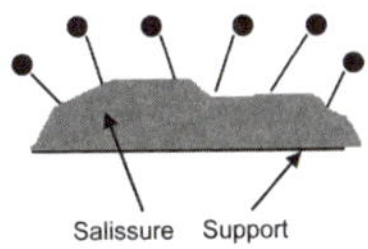

Pénétration et fractionnement de la salissure en particules :
pouvoir pénétrant

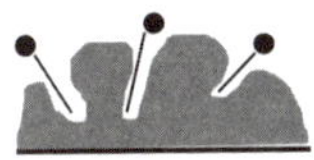

Décollement des particules et mise en suspension du support :
pouvoir dispersant

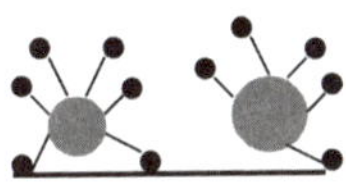

Maintien en suspension des particules :
pouvoir émulsifiant
pouvoir anti-redéposition

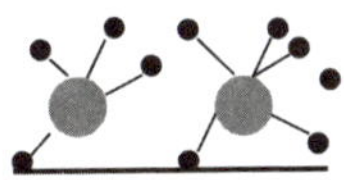

➤ Critères de choix d'un détergent

- Posséder une efficacité maximale et être adapté aux salissures.
- Être stable à la chaleur.
- Être inoffensif pour les utilisateurs et ne pas être agressif vis-à-vis du matériel et des supports :

– se diluer facilement ;
– se rincer facilement si besoin ;
– avoir un conditionnement adapté au besoin de l'établissement ;
– avoir un bon rapport qualité/prix.

2 Désinfectant

Utilisé pour la désinfection des surfaces dans des conditions définies, un désinfectant contient au moins un principe actif doué de propriétés antimicrobiennes, dont l'activité est déterminée par une norme reconnue.
Il doit être **bactéricide** et répondre aux normes AFNOR de base de bactéricidie (NFT 72 152 ou EN 1 040 et NFT 72 170 ou 171).
Il peut aussi être :
– **fongicide** (NFT 72 202 ou EN 1 275) ;
– **virucide** (NFT 72 180) ;
– **sporicide** (NFT 72 230 ou 231).

➤ Mode d'action

Il agit à différents niveaux :
– la paroi bactérienne ;
– la membrane cytoplasmique ;
– les constituants cytoplasmiques.
résultat : **lyse** de la cellule bactérienne.

➤ Familles de désinfectants

- chlorés (eau de javel) ;
- ammoniums quaternaires ;
- aldéhydes ;
- phénols ;
- alcools ;

Technique d'utilisation des produits et des matériels

- biguanides ;
- soude.

➤ Critères de choix d'un désinfectant

- Avoir un spectre d'activité en fonction des objectifs fixés.
- Être compatible avec le détergent utilisé pour le nettoyage préalable.
- Avoir une toxicité minimale.
- Être biodégradable
- Ne pas être agressif vis-à-vis du matériel à traiter.
- Avoir un conditionnement adapté au besoin de l'établissement.
- Avoir un bon rapport qualité/prix.

3 Détergent-désinfectant

Produit présentant la double propriété de détergence et de désinfection. Son utilisation permet un gain de temps et une simplification du travail. (ne nécessite pas de rinçage).

➤ Critères de choix

- Posséder les mêmes critères de choix que les désinfectants.
- Avoir un bon pouvoir nettoyant.

4 Efficacité des produits

Règles à suivre pour assurer l'efficacité des produits :
- respecter la dilution préconisée ;
- respecter le temps d'action ;
- ne pas mélanger les produits ;
- utiliser un produit adapté ;
- renouveler la solution dès que nécessaire.

5 Matériels pour le bionettoyage et le lavage manuel des sols

Certains matériels ou consommables sont totalement proscrits : balais à sec, balayettes, manches en bois, éponges, serpillières (balayage à sec est interdit : arrêté du 26 juin 1974).

Technique d'utilisation des produits et des matériels

Les équipements

- Le chariot d'entretien est maniable et adapté.

Les matériels

- Balai trapèze, balai rasant, balai faubert, pulvérisateur, seaux de lavage...

Les consommables

- Lavettes à usage unique, gazes pré imprégnées, supports bandeaux pour lavage à plat, franges synthétiques.

Système de lavage à plat
Principe • Dépoussiérage, lavage humide, bionettoyage des sols et des surfaces verticales. • Application de la méthode « des 2 seaux » (1 seau avec la solution, 1 seau de recueil des salissures).
Caractéristiques • Balai composé d'une semelle ou d'un support articulé sur un manche. • Franges, bandeaux en coton ou synthétique. • Manche en aluminium.
Entretien du matériel • Bandeaux à usage unique ou textiles envoyés en blanchisserie. • Nettoyage désinfection du balai et du chariot.

Balai réservoir : technique du flaconnage
Principe • Lavage humide, bionettoyage des sols et des surfaces verticales. • Humidification de la frange par la commande située sur le manche.
Caractéristiques • Balai réservoir : composé d'une semelle ou d'un support articulé sur un manche, d'un réservoir contenant la solution. • Franges, bandeaux en coton ou synthétique.
Entretien du matériel • Vidage, rinçage et séchage du réservoir. • Nettoyage désinfection du support et du manche. • Bandeaux à usage unique ou textiles envoyés en blanchisserie.

Règles concernant l'isolement des patients

1 Isolement protecteur

- Objectif : empêcher le contact entre tout agent biologique et le patient.
- Situations : patients fragiles (greffés, prématurés, immunodéprimés, grands brûlés...).
- Caractéristiques : chambre individuelle fermée, sas d'entrée, air stérile filtré.
- Précautions : pour tout entrant, lavage des mains (friction hydro-alcoolique), vêtements de protection (masque, surblouse, coiffe, gants, stériles).

Utilisation de matériels à usage unique, linge stérile, bionettoyage biquotidien, visites et sorties limitées et encadrées.

2 Isolement septique ou infectieux

- Objectif : empêcher la contamination d'individus sains par les agents biologiques émanant du patient et son environnement.
- Situations : patients atteints de maladies contagieuses (tuberculose, ...), résistance aux antibiotiques, risque de contagion par les soins ou le personnel.
- Caractéristiques : chambre individuelle fermée avec air filtré et renouvelé.
- Précautions : port de masque, de gants à usage unique, de surblouse, de surchaussures, à enlever avant la sortie, hygiène des mains avant et après entrée.

Utilisation de matériels à usage unique, entrée et sorties limitées et encadrées, bionettoyage pluri-quotidien.

Chambre en isolement protecteur	Chambre en isolement infectieux
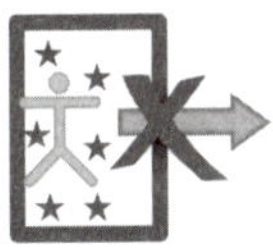	
Une personne à la fois Porter un masque, un tablier pour les soins de proximité Se laver les mains avant d'entrer dans la chambre	Porter tablier, masque et gants à enlever Les enlever avant de sortir puis faire une antisepsie des mains

CLIN CHU Lyon

75 Règles concernant l'élimination des déchets

1 Déchets à risque infectieux

L'objectif est de réduire au minimum les risques d'atteinte à la santé publique. Assurée par **incinération**, l'élimination pourra être réalisée sur l'hôpital (site de production) ou dans un autre lieu spécifique.

2 Déchets à risques chimiques, toxiques

Le processus d'élimination de ces déchets est assuré par incinération au niveau d'installation classée.

Parmi ces déchets on distingue :

- les médicaments ;
- les dispositifs médicaux contenant du mercure ;
- les piles et accumulateurs ;
- les matériaux piquants et tranchants ;
- les déchets d'activités de soins (tubulures usagées, poches de perfusion, tenue de protection…).

3 Les déchets à risques radioactifs

Deux modes d'élimination sont possibles en fonction de la **période radioactive** des déchets.

- Si la période radioactive est inférieure à 71 jours, le déchet peut être éliminé par la filière des ordures ménagères et assimilés dès lors qu'il est inerte (sans émission radioactive).
- Si la période radioactive est supérieure à 71 jours les déchets sont pris en charge par l'agence nationale pour la gestion des déchets radioactifs (ANDRA). Après autorisation d'enlèvement par l'office de protection contre les rayonnements ionisants (OPRI) un traitement est indispensable avant stockage sur un site spécialisé.

4 Les déchets assimilés aux ordures ménagères

Ces déchets suivent la filière normale d'élimination des déchets.

76 Les circuits du linge au niveau des établissements de santé

1 Le linge est un vecteur d'agents pathogènes

Sa prise en charge est une étape primordiale dans la lutte contre les infections nosocomiales.

Sont concernés :

- le linge d'habillement : tenues professionnelles, tenues des patients... ;
- le linge du bloc opératoire : champs chirurgicaux, casaques chirurgicales... ;
- le linge hôtelier : draps, serviettes... ;
- les textiles d'entretien : franges, gazes...

On distingue les circuits du linge sale et du linge propre.

2 Circuit du linge sale

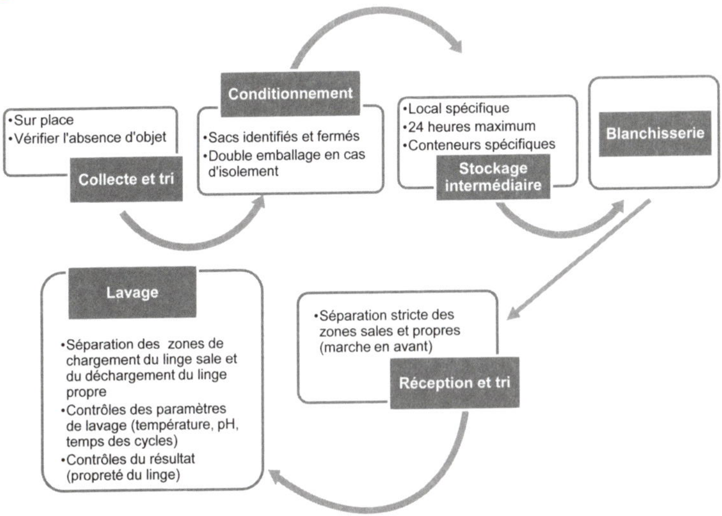

- Des procédures spécifiques de stérilisation du linge peuvent être appliquées en cas de risque de contact avec des agents biologiques dangereux.

3 Circuit du linge propre

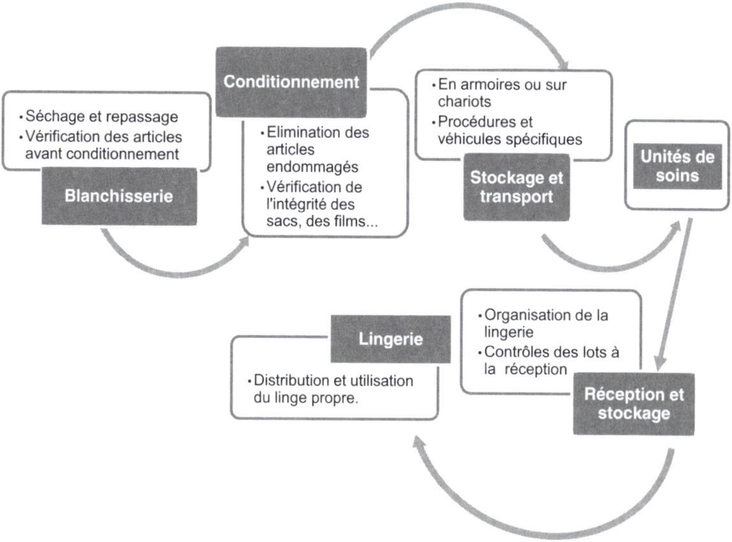

- Des procédures spécifiques de stérilisation du linge peuvent être appliquées en cas d'isolement protecteur.

77 Les circuits alimentaires au niveau des établissements de santé

L'alimentation des patients et usagers des établissements de santé répond à des normes d'hygiènes très strictes afin d'éviter les toxi-infections alimentaires collectives (TIAC).

1 Cadres réglementaires

Le décret de compétence N° 2002-194 du 11 février 2002 précise que l'acte de service des repas est un acte de soin à part entière sous la responsabilité du personnel soignant.
La restauration hospitalière est soumise à la réglementation de la restauration collective.

- Arrêté du 29 septembre 1997 fixant les conditions d'hygiène applicable dans les établissements de soins en matière de restauration collective.
- Règlements européens (CE) N° 178/2002, 852/2004, 853/2004 (règlements du « paquet hygiène »).

2 Règles d'hygiène associées aux repas

A Le patient

- Permettre le lavage des mains avant et après le repas (lavage des dents entretien de prothèse).
- Surveiller les apports d'aliments par les familles.

B Le soignant

- Lavage des mains (type I) avant la distribution du repas.
- Tenue propre et adaptée (blouse propre ou surblouse, port de masque si nécessaire).
- Dans les services à haut risque et les isolements protecteurs : blouse stérile, à usage unique ou réservée à la chambre.

Les circuits alimentaires au niveau des établissements de santé

3 Circuit

Réception et stockage

- Respect des délais, des températures...
- Contrôles des quantités livrées
- Contrôles des réfrigérateurs : propreté, température, DLC...

Distribution

- En liaison froide : remise en température au moment du repas
- En liaison chaude : maintenir la température à 63 °C minimum jusqu'au service

Débarrassage

- Élimination des déchets
- Consignation de la prise alimentaire, des refus éventuels du patient...

Entretien des surfaces

- Lavage et désinfection des surfaces (tables, adaptables....) produits à contact alimentaire
- Rangement du mobilier
- Balayage humide du sol
- Lavage du sol

Nettoyage de la vaisselle et de l'office alimentaire

- Chargement du lave-vaisselle (plan de nettoyage de l'appareil)
- Contrôle de la propreté et le séchage
- Rangement de la vaisselle
- Nettoyage de l'office quotidien et approfondi selon le plan de nettoyage

Transmission des informations

78 Le dossier de soins papier et informatisé

1 Objectif

- Le dossier de soins permet **de regrouper toutes les informations** de la personne prise en soins, dans une dimension physique, psychologique, sociale et spirituelle.
- C'est l'identification du contexte de vie de la personne qui va permettre de la situer dans ses habitudes de vie quotidienne.

➤ **Quelques exemples d'éléments du dossier de soins :**

- Fiche d'identification de la personne.
- Fiche d'habitudes de vie.
- Fiche de recueil de données et démarche de soins.
- Fiche d'observations cliniques, transmissions pour validation des soins, évaluation et réajustements des soins. Transmissions ciblées.
- Fiche de liaison.
- Fiche d'inventaire.
- Fiche d'alimentation

2 La loi du 4 mars 2002 relative aux droits des patients

- Elle permet à chaque personne qui en fait la demande d'accéder à son dossier de soins.
- Le dossier de soins est un outil de travail pour le suivi des personnes prises en soins sans qu'aucun jugement de valeur n'apparaisse.
- Son utilisation met en avant la qualité des soins avec des informations précises, actualisées où l'identification du soignant qui écrit doit toujours être présente.

3 Dossier de soins informatisé (DSI)

- Le Dossier Patient Informatisé (DPI) est obligatoire et mis en avant avec la loi du 4 mars 2002 pour un regroupement des informations informatisées et administratives, médicales et paramédicales.
- Le dossier de soins informatisé fait partie du dossier patient informatisé.

79 Les transmissions

1 Les Transmissions ciblées

Méthode qui permet d'organiser les soins auprès d'une personne et de comprendre rapidement la situation du moment et les soins à dispenser.

• Le dossier de soins comprend :
- le diagramme de soins ;
- et la transmission ciblée.

• Le diagramme correspond à la situation quotidienne des soins usuels, c'est un véritable tableau de bord.

• Tout élément nouveau sera signalé par un code pré établi, souvent une croix rouge qui renvoie à une « cible » sur la feuille de transmissions.

• La cible est renseignée par le DAR :
- Données,
- Actions mises en route,
- Résultats.

Les transmissions doivent être précises et permettent d'identifier le rôle de chacun auprès de la personne soignée.

2 Transmissions écrites et orales

C'est ce qui permet à une équipe soignante d'assurer la continuité des soins.

➤ Les transmissions orales :

• Elles sont faites immédiatement après l'observation d'un fait nouveau ou après un soin.
• Elles complètent les transmissions écrites et se font de personne à personne.
• Elles assurent le relais entre 2 équipes de soins sur un temps donné.

➤ Les transmissions écrites :

• Elles sont écrites par les différents professionnels, elles tracent des données fiables, réfléchies et précises.
• Ces écrits ont une valeur juridique.
• Le vocabulaire doit être professionnels et les données mesurables et quantifiables.

MÉMO

80 Les autres éléments du dossier de soins

Module 7

1 La fiche de liaison

- Outil de prise en charge d'une personne lors de son transfert.
  - Elle permet d'établir un lien entre un lieu de prise en soins comme un service de soins et le nouveau lieu d'accueil, un retour à domicile avec un SSIAD (service de soins infirmiers à domicile).
  - Elle permet également une meilleure connaissance de la personne soignée et une prise en charge adaptée à son niveau d'autonomie.
- Support écrit qui renseigne sur des éléments sociaux, familiaux mais aussi infirmiers avec la synthèse des soins au quotidien, sur une amplitude journalière.
- Objectif : un relais organisationnel d'où l'importance d'informations complètes.

2 L'inventaire des biens et valeurs des personnes hospitalisées

- Cet inventaire est soumis à la réglementation.
- L'inventaire des objets doit être fait le plus tôt possible.
- Il est établi sur un document spécifique :

Document spécifique avec suivant le cas, la signature de l'agent qui a effectué l'inventaire et la signature de la personne hospitalisée et en cas d'impossibilité de cette dernière, la signature d'un membre de l'entourage.
À défaut il y aura 2 signatures d'agents.
Attention : Il ne peut jamais être signé par un élève ou étudiant en stage.

Organisation du travail

81 Les professions de santé

1 Définition

L'appellation « *profession de santé* » désigne une profession dans laquelle une personne exerce ses compétences ou fournit une prestation en vue du maintien ou l'amélioration de la santé des individus.

Le champ des professionnels de santé est vaste, il regroupe l'ensemble des professions réglementées par le Code de la santé publique.

On distingue deux catégories de professions de santé :
- les professions médicales ;
- et les professions paramédicales.

A Les professions médicales

Professions	Missions
Médecin	Maintient et restaure la santé. Il peut être généraliste ou spécialiste.
Chirurgien dentiste	Diagnostique ou traite des maladies de la bouche.
Sage femme	Diagnostique des complications éventuelles liées à la grossesse, surveille la grossesse, prépare à l'accouchement.
Pharmacien	Délivre des médicaments

B Les professions paramédicales

Les professions paramédicales se décomposent en trois types de professions :
- les professions de soins ;
- les professions de la rééducation ;
- les professions médico-techniques.

MÉMO 81 SUITE

Les professions de santé

Professions		Missions
Professions de soins	**Infirmier**	Coordonne et dispense des soins.
	Puéricultrice	Infirmière spécialisée pour réaliser des soins infirmiers afin de maintenir ou de restaurer la santé de l'enfant.
	Aide soignant	Acteur des soins d'hygiène et de confort auprès des personnes malades en collaboration avec l'infirmier.
	Auxiliaire de puériculture	Réalise des activités d'éveil et des soins visant au bien-être, à l'autonomie et au développement de l'enfant.
	Assistant dentaire	Aide au quotidien le chirurgien-dentiste.
Professions de la rééducation	**Masseur kinésithérapeute**	Rééduque sur prescription médicale.
	Pédicure podologue	Réalise des soins et des activités de rééducation des troubles concernant le pied.
	Ergothérapeute	Réalise des activités de rééducation, de réadaptation et de réinsertion du patient dans son environnement.
	Psychomotricien	Réalise des soins et des activités de rééducation et de stimulation sensorielle auprès d'une personne présentant des troubles neuromoteurs et psychomoteurs.
	Orthophoniste	Réalise des activités de rééducation pour des personnes présentant des troubles de la voix.
	Orthoptiste	Réalise des bilans et des séances de rééducation ou de réadaptation de la vision.

Professions		Missions
Professions médico-techniques	**Manipulateur en radiologie**	Réalise des investigations relevant de l'imagerie médicale et des traitements.
	Préparateur en pharmacie	Il seconde le pharmacien. Il traduit les doses prescrites.
	Ambulancier	Assure le transport des blessés et des malades au moyen d'un véhicule adapté.
	Technicien d'analyses biomédicales	Effectue les analyses biomédicales sous la responsabilité du biologiste.
	Audioprothésiste	Spécialiste des corrections de l'audition, il procède à l'appareillage des déficiences de l'ouïe.
	Opticien lunetier	Réalise un examen de la vue, des montages en optique et vend des équipements permettant la compensation des défauts visuels.
	Diététicien	Réalise des activités de conseil et de rééducation en diététique.

2 Les compétences

Chaque professionnel de la santé doit pouvoir principalement faire preuve :
- d'un savoir très large, des connaissances scientifiques ;
- d'un respect des bonnes pratiques ;
- d'une santé à toute épreuve et donc une bonne résistance physique et mentale ;
- d'une rigueur indispensable et une vigilance élevée ;
- de patience et de tact ;
- du sens du dialogue et de l'écoute ;

Il doit également être capable de prendre les bonnes décisions.

MÉMO

82 L'équipe de soins

1 Définitions

- La notion d'équipe désigne traditionnellement un groupe de personnes organisées pour atteindre un objectif commun.
- La notion d'équipe de soin désigne un ensemble de professionnels de santé (médecin, infirmier, aide soignant, masseur kinésithérapeute....) qui dispensent des soins à un ou plusieurs malades.
- On utilise alors la notion de pluridisciplinarité car l'équipe de soins réunit des professionnels variés autour du patient.
- Elle peut assurer les soins, l'accompagnement et le suivi du patient en établissement de santé ou à domicile selon les besoins de la personne.

2 Les responsabilités des professionnels de santé

- La notion de responsabilité désigne le fait de répondre de ses actes.
- Dans l'exercice de son métier, le professionnel de santé peut voir sa responsabilité juridique engagée sous plusieurs formes.

A La responsabilité pénale

- Elle a pour objectif de punir l'auteur d'un dommage.
- Elle nécessite qu'une violation du Code pénal soit à l'origine de ce dommage.
- Les sanctions possibles sont l'emprisonnement et le paiement d'une amende.

B La responsabilité civile et administrative

- Ces deux types de responsabilités reposent sur la réparation du préjudice sous la forme de dommages et intérêts.
- Le droit civil s'applique pour les professionnels de santé exerçant dans le secteur privé et le droit administratif s'applique au secteur public.
- La réparation du dommage pourra être obtenue si trois éléments sont réunis : une faute, un préjudice et un lien de causalité entre la faute commise et le préjudice.

C La responsabilité déontologique

- La déontologie regroupe les droits et les devoirs du professionnel de santé.
- En cas de violation d'un devoir inscrit dans le Code de déontologie, le professionnel de santé peut être sanctionné devant son Conseil de l'Ordre.

• Sont notamment concernés : les médecins, chirurgiens-dentistes, les sages-femmes, les pharmaciens, les infirmiers, les masseurs-kinésithérapeutes ou les pédicures-podologues.

D La responsabilité disciplinaire

• Elle vise à sanctionner l'auteur d'un manquement aux obligations professionnelles ou déontologiques.
• Elle s'applique aux professionnels de santé qui sont employés dans les établissements de santé publics ou privés.
• Elle sera engagée en cas de faute disciplinaire du professionnel salarié.
• L'établissement employeur peut appliquer des sanctions disciplinaires qui pourront aller jusqu'au licenciement.

E Le développement professionnel continu

• Le développement professionnel continu (DPC) est un dispositif d'amélioration permanente de la qualité et de la sécurité des soins.
• Il associe la formation continue et l'évaluation des pratiques professionnelles.
• Il concerne l'ensemble des professionnels de santé.

MÉMO

83 Organisation du travail et droit du travail

1 La réglementation du travail

A Le droit du travail

Le droit du travail est la discipline qui regroupe l'ensemble des règles s'appliquant aux relations individuelles ou collectives entre les salariés et les employeurs. Ces règles sont inscrites dans le Code du travail.

B Les conventions collectives

Les conventions collectives sont des accords négociés entre les organisations patronales et les syndicats de salariés.
Ces accords ont pour objectif d'améliorer les dispositions du Code du travail en les adaptant à la particularité de l'emploi ou du secteur d'activité en question.

C La défense des intérêts du personnel

Le personnel peut s'exprimer et il est protégé par plusieurs instances représentatives.

- Les délégués du personnel :
ce sont des représentants élus ayant pour mission de présenter à l'employeur les revendications individuelles et collectives. Ils peuvent également saisir l'inspecteur du travail.
- Le Comité d'entreprise :
cette instance est obligatoire dans les entreprises employant plus de 50 salariés. Il est composé de membres du personnel élus. Il assure la gestion des activités sociales et culturelles de l'entreprise.
- Le CHSCT :
le Comité d'hygiène, de sécurité et des conditions de travail contribue à la sécurité et à la protection des salariés.
- Les syndicats professionnels :
ce sont des groupements de personnes constitués pour défendre les intérêts des membres d'une profession. Pour adhérer à un syndicat, les salariés verseront une cotisation.

2 Le contrat de travail

C'est la convention par laquelle le salarié s'engage à mettre son activité à la disposition de l'employeur, sous la subordination duquel il se placera, moyennant le paiement d'un salaire. Le contrat précisera les principales caractéristiques comme notamment : l'emploi occupé par le salarié, le montant de sa rémunération ou la durée de travail qu'il effectuera.

A Le CDD

Le contrat à durée déterminé est un contrat qui précise la date de fin. Ce contrat entraîne une situation précaire pour le salarié. La loi précise qu'il peut être renouvelé deux fois dans une limite de 24 mois. Si cette limite est dépassée, le contrat sera reconduit mais il sera requalifié en CDI.

B Le CDI

Le contrat à durée indéterminée n'indique pas de durée précise. La fin du contrat n'étant pas indiquée, le salarié bénéficie d'une situation plus stable.

3 Le temps de travail

- **Les congés payés** :
il s'agit d'un droit pour tous les salariés. Le nombre de jours sera calculé par année de travail et en jours ouvrables.
- **Le travail de nuit** :
entre 21 h 00 et 6 h 00 du matin, le temps de travail est qualifié de travail de nuit. Une réglementation particulière devra alors s'appliquer.
- **Les heures supplémentaires** :
les heures qui excèdent le service habituel doivent être payées davantage ou bien récupérées.

MÉMO 84 La formation des pairs et l'encadrement des pairs

1 Le stagiaire

L'élève aide soignant est en processus d'apprentissage, c'est-à-dire acquiert des connaissances et des comportements préparant à l'exercice de la profession. Cet apprentissage est basé sur l'alternance entre l'institut de formation (élève) et l'établissement de soins (stagiaire).

➤ L'apprenant est unique :

- Il a son propre rythme d'apprentissage, ses valeurs, ses croyances, ses représentations…
- Il doit développer une autonomie tout au long de son processus d'apprentissage.

➤ Apprendre suppose :

- Mobilisation de connaissances préalables.
- Analyse des informations.
- Adaptation à la situation.

➤ En stage : Confrontation avec le « réel »

- Intégration des connaissances théoriques reçues.
- Acquisition de nouvelles connaissances et de savoir faire pratiques.
- Développement d'un comportement professionnel.

➤ Apprenant à l'institut et stagiaire au sein de l'établissement de soins

Le stagiaire doit être acteur de son stage.

- Montrer sa motivation.
- Questionner.
- Mobiliser ses ressources et ses connaissances.
- S'adapter en questionnant les situations rencontrées.

2 Le tuteur ou référent

L'élève est accompagné et encadré par une personne diplômée exerçant la fonction et le rôle de tuteur. Son rôle :

➤ Accueillir le stagiaire :

- Favoriser son intégration dans le milieu professionnel.
- Présenter les différents projets : projet d'établissement, projet de service...
- Présenter la structure ; l'informer des modalités de fonctionnement : horaire, organisation du service, activités spécifiques, outils de travail...
- Présenter l'équipe et les personnes.
- Remettre le livret d'accueil et d'encadrement...
- Recueillir les objectifs institutionnels et les objectifs personnels de l'élève, (objectifs qui doivent être progressifs).
- Prendre connaissance du livret de stage.

➤ Favoriser l'acquisition

- Donner tout au long du stage au stagiaire la possibilité et les ressources pour atteindre ces objectifs.
- Partager des savoirs.
- Orienter et répondre aux demandes de l'élève en s'appuyant sur l'alternance.

➤ Régulation

Pour permettre :
- l'observation de l'évolution du stagiaire et l'acquisition de compétences ;
- le repérage et explication des erreurs, valorisation et réajustement des pratiques ;
- l'auto-évaluation : chaque fois que c'est possible, le faire régulièrement et par écrit à mi stage.

➤ Évaluation

- Participer à la rédaction de la grille d'évaluation des compétences.
- Participer à la mise en situation professionnelle.
- Évaluer les différentes capacités de l'élève :
  - capacités professionnelles : connaissances de l'unité, des activités, actualisation des connaissances, savoir analyser sa pratique quotidienne ;

La formation des pairs et l'encadrement des pairs

- capacités relationnelles : être à l'écoute, faciliter les rapports au sein de l'équipe, donner les informations nécessaires, décoder si besoin avec différentes méthodes pédagogiques : varier les modes d'intervention : expliquer, montrer, mettre en situation et réajuster.

ISBN 978-2-216-13145-7

FOUCHER
s'engage pour l'environnem
en réduisant l'empreinte c
de ses livres.
Celle de cet exemplaire
0,832 kg éq. C
Rendez-vous sur
www.editions-fo

PAPIER À BASE DE FIBRES CERTIFIÉES

Conception graphique : Syl
Composition Ma

ÉDITIONS FOUCHER – MALAKOFF – AC

Imprimé en France par Imprimerie